医学部を受験する前に読む本

早川豊 著

中外医学社

まえがき

いわゆる医学部ブームなるものは昭和四十年代に始まり、私が医学部を受験・入学した昭和四十九年頃はまさにそのブームがほぼ頂点にあった時期にあたる。東大においても理科Ⅲ類（医学部）がダントツの人気を呈し、当時ほとんど人気の無かった理科Ⅱ類や文科Ⅲ類に比べて難易度は天と地とも言っていい程の開きがあった。

地方国立大学においても医学部に合格することは東大の普通の学部に合格するのに匹敵するほどの難易度となっており、一方で、生物・農学部・水畜産学部などは極端な言い方をすると医学部合格ラインの半分の点数で合格するといった状況であった。

その後、一県一医大制による医大の増加と既設医大の暫定的定員増措置により医学部入学定員の大幅な増加政策が実施され、五十年代に入ってから難易度はやや緩和されたが、依然として現在に至るまで医学部を希望する優秀な受験生は数多い。しかし、どの程度の予備知識を持ってこの特殊な学部を受験しようとしているのだろうか。多分、私もそうであったように、現在の受験生の相当数は親が医者でなく、家業を継ぐという感覚ではなくて、ただ難易度が高い試験に合格すればきっと良い将来が開けているのではないかという漠然とした気持ちで受験しているのではないかと考えられる。

まえがき

私が本書で医学部進学を検討している受験生の方々やその御父兄方に述べたいことは、医学部に進学するにあたっては他学部と違って事前に充分な情報が必要であるということなのである。

なぜ受験勉強とは全く関係のないこのような話が必要になるかといえば、医学部進学は他の学部と違ってそれ自体が就職に等しいからである。他の学部を出た人間は大学を出る時点で就職を考えればよく、とりあえず偏差値の高い大学・学部に進学しておけばおくほど、それなりに良い就職が期待できる。だから、受験生はあまり深く考えずにひたすらに高きを目指してもあながち間違いではない。

しかし、医学部を出た人間は医者になる以外にはほとんどつぶしがきかないと言っても過言ではない。したがって、医学部に進学する時点でほぼ自分の人生は決まるのである。現役で合格したって他の学部より二才余分に年をくっているのだから、商社や銀行に入ったりメーカーに就職したりという一般の就職活動には全く不利な経歴としかならない。

たしかに、「医師・弁護士・大学教授」と呼ばれるごとく、一般的に「医者神話」は存在している。しかし、どんな神話やブランドにも実態というものは存在しており、時には神話は既に現実的には過去のものである場合もある。進学してしまったあとでシマッタと思う人は結構いると思う。そして、この学部の場合はその失地の回復は難しい。

まえがき

私は某医大を昭和五十五年に卒業して医師となり、現在はいわゆる中堅クラスの医師として患者の診療にあたっている。この本を書こうと思った動機は、医療業界にも「就職ガイドブック」に相当するものが絶対に必要だと思ったからである。

ひとときおりこの業界が見えてくると、医者になることが必ずしも高偏差値受験生の幸福とならないと確信するに至った。勿論、どのようなジャンルに就職した人であっても色々な問題を抱えていることは事実である。しかし、偏差値が高いから医学部へ、医学部の中でもなるべく難易度の高いところへという受験生の流れには数多くの疑問点がある。

これからの日本は過去に経験したことのない高齢化社会を迎える。だから、医療・介護関係の仕事は規模の拡大こそあれ無くなることはない。しかし、これを支えるには経済が重要であり、これから若者が減少していく中で優秀なる人材は先端技術分野や高度教育研究など経済を支える分野に重点的に投入されねば無資源国たる日本の将来は危うい。

はっきり言おう！「成績が良いから医学部へ」という人は人生を誤るかもしれない。これからの医療人はその仕事が真に好きでなければ割りが合わない時代となるだろう。医師になれば地位と経済が保証されるという幻想にとらわれている人はぜひこの本を読んでほしい。なるべく客観的なデータを数多くあげて、貴方の医学部「就職」の良き手引きとしたいと思う。

著者記す

目次

目次

第一章　どうして医学部ブームがおこったか

現在の受験生の人たちは医学部の人気の高い時代しか知らない。しかし、ある程度のお年を召された方々に過去を問うてみてほしい。すると、昔は医学部はそんなに人気が無かったとかいう返事や、医者の家にはペンペン草が生えていたとかいう意外な返事が返ってきたりすることがあるだろう。本当のところ医学部の人気なんて、たかが貴方の生まれる少し前頃から始まった程度のものなのである。

この事実だけをとってみても、人気のある職業というものは時代とともに変遷していっているということがよく分かると思う。しかも、鎖国をやめて明治日本になって以来というもの、変化の速度はあまりに早く、一産業（企業）の好景気は長くても二十〜三十年しかもたないとさえ言われる。

繊維産業が日本の経済の柱となった時代、優秀な人材がこぞって日本軍の将校を目指した時代、石炭が「黒いダイヤ」と呼ばれた時代、鉄鋼産業・造船産業の栄えた時代、つい最近では証券業界や不動産業界が笑いが止まらなかった時代など、時代時代によって人気と富の集中する職業は異なる。

なぜこのようなことがおきるかと言う理由はあくまで簡単であり、時代の変化・技術の変化・国際情勢の変化などの多くの要素の複合により一時的にある職業が栄え、一歩先んじた運のいい（あるいは目先のきく）人々は巨万の富を手にし、やがてそれに続く人々が次々参入して競争原理が働くことにより利益が低下し、さらに社会・政治情勢の変化がその職業を陳腐化させてやがては流行の圏外へと追いやるのである。

これらの繰り返しが現在に至るまで絶えずおこっており、特に近代～現代においてはその変化のスピードはとてつもなく速い。

医師という職業も昔は人気が無かったわけだし、今はまだブームが続いているといえるが、さりとて今後も永遠に人気があるとは考えにくい。

次頁より各論として医学部ブームのおこった原因を私なりに解説したいと思う。本来これは色々な複合的要素により生じた現象である以上難しく考えればいくらでも難しくなるし異説の生じる余地もありうるテーマなのだが、社会現象を理解する上においてはある程度割り切って単純化した解釈がないと結局何の理解も得られないままに終わってしまう。これから述べる事実は大筋においてはほぼ正確なものだし、それに基づく私の解釈と考察に同調する医療人は多数なるものと確信している。

医学部人気のおこった原因を語る上で避けて通ることの出来ない人物は、故・武見太郎日本医師会長であろう。読者の世代は名前すらも知らない人物かもしれないが、かつてはまぎれもなく日本の超有名人の一人であったのだ。

武見先生は慶応大学医学部を昭和五年に御卒業の後内科の医局に入局したが、血液・消化器・循環器と研修が進むにつれてその特異な秀才ぶりが医局の年功序列的封建制度と相入れず、昭和十二年、三十三才にして内科学教授に辞表を提出し、理研（理科学研究所）の研究員となった。

この時点で医局と訣別したのだから、栄養学や心電図の研究をしていたにもかかわらず学位（医学博士）も棒に振ったわけである。そして、当初理研においては無給であったこともあり、岩波書店店主の岩波茂雄の紹介で昭和十三年に銀座で内科診療所を開業した。この診療所は謝礼のみ随意に受け取り、料金としては請求しないという特殊な経営形態をとっており、かつ診療は週二日のみで予約制であったため、理研の研究の時間は充分にとることができた。

武見先生は若いころから交遊の範囲が広く、学生時代からの恩師小泉丹寄生虫学教授に紹介されて岩波茂雄と昵懇の仲となったのを始めとして、岩波の紹介で北大教授茅誠司など多くの科学者や文化人との人脈を得た。

これらの岩波・理研人脈とは別に、仏教青年会の人脈から大物官僚の南弘を紹介され、政界への人脈が広がっていった。さらに、昭和十六年に政界の大物牧野伸顕内大臣（明治維新の中心人物大久保利通の次男）の孫娘と結婚したことによりさらにその政治への傾斜に拍車がかかったと思われる。この結婚により牧野の女婿吉田茂とも親戚となった。

戦後、理研はＧＨＱによって解体されてしまい、研究所ではなく製薬会社になってしまった。政界では吉田内閣が組閣され、武見先生は主治医として吉田の健康管理にあたることとなったのである。

そして、昭和二十五年の医師会長改選により新たに選出された田宮猛雄会長に推薦されて四十六才で医師会副会長になり、昭和三十二年にはついに医師会長の座につくに至ったのである。

医師会長になってからは、その幅広い人脈と類稀なる才能を生かして医療行政の主導権を常に握り続けた。政治能力も並の政治家より上だったのに加えて、多くの政治家の主治医も努めており、歴代の厚生大臣も武見会長には頭が上がらない日々が続いた。いわゆる保険医総辞退騒ぎなども武見会長の実行力があればこそ官僚には大いなる脅威となった。

かくして戦後の日本復興に伴なう高度経済成長の波にも乗り、昭和三十六年に開始された国民皆保険制度等の医療行政は、ともすれば公的病院に利益誘導しがちになる厚生省を牽制しながら常に開業医たる医師会員への利益誘導が配慮されつつ武見ペースで進んでいったのである。

いわゆる高額所得者の番付に開業医が続々と登場したのも武見会長の全盛期と期を同じくする。

終戦直後に国家財政が緊縮予算となって医療予算が乏しかった時期に医療費の引上げの代わりに緊急避難的に実施されたはずの医師優遇税制はその意義を失った後も既得権として長く見直されることがなかった。本来収入が少ないから税金をまけるという趣旨で始まった制度なのに、収入が増えても優遇だから長者が続々登場するのは当たり前である。おまけに健康保険行政も、いわゆる「クスリ九倍増（薬の仕入れ値の九倍を保険から支払ってもらえる）」などといって、笑いが止まらないほど儲かる仕組みになっていた。

一旦開業医の収入が増加傾向となると、それに歩調を合わせて勤務医の収入もアップしていった。

医業が儲かるビジネスとして認識されて以来、医師を雇って病院を経営したり既存の医院を建て増しして病院にしたり等拡大一途の医療情勢が膨大なる医師需要を生み出したのだが、医師不足を解消するための具体策が政治のレベルで実を結ぶまでにはタイムラグがあり、一時は完全に医師不足の事態となった。

民間病院医師の給与も上昇の一途を辿り、国公立の医療機関も医師の確保のために高い給与を設定したり、それが無理な場合には公務員であっても色々な方便をつけて事実上アルバイトを認めたりした。

大学にあっても医学部の教授は医師を派遣してほしいという病院から多額の経済援助を得ることができたし、医局員もアルバイトのみで優雅な生活を送ることができた。

医師のアルバイト報酬も異常に高く、さらには「現金手取り」というまともな仕事ではあまり見られない支払い方法（税金は病院側で別途全額支払うかもしくは裏金から報酬を払うのでいくら稼いでも本人は税金の心配なし）すらも堂々とまかり通っていた。

私立医大新設の動きが盛んになったのも、何としても家業を継承させたい開業医が子弟の教育に支払える多額の資金をあてにしたものであった。

要するにこの時代は民間医療がたいへん景気が良かったために、民間以外の医師までが民間活力に依存して「医師総リッチ時代」を形成していたのである。

医師の金銭感覚が麻痺していくと同時にモラルの低下も目立ち始め、際限なき薬価差益の追求（いかに利幅の大きい薬を大量に処方するかが問題で薬の効き目は二の次）や健康保険の不正請求（使ってもいない薬を使ったことにしたり来てもいない患者を来たことにしたり）などが社会問題となり、改善を目的とした医薬分業（医師は薬局に渡す処方せんだけを書いて薬の値段や仕入れには関知しない）も第二薬局（医師が薬局も経営する）等本来の趣旨を逸脱した対抗手段が出てくる始末で、まさに、医療に富が偏在したことによる弊害が一挙に噴出しつつあった。

医は算術か仁術かなどという言葉も生まれ、某関西の医師会の挨拶の決まり文句は患者や医療技術の情報ではなく「もうかりまっか」「ぼちぼちでんな…」てな具合だなどという話がまことしやかに語られるなどという時代とあっては、たしかに仁術よりも経営に多くの医師が目を向けていたことは確かなようだ。

かくして、「医者は儲かるもの」という意識が日本人に浸透していったのが昭和四十年代であり、この時代から医学部ブームが始まったことからみても、受験生が医学部に殺到した最大の動機は「収入」であったことは間違いない。仕事の内容ではなく、経済的理由により希望者が殺到してブームが始まり、あとはそれが独り歩きしたのである。

医師が儲かるという神話は人々の心に深く刻み込まれ、当分消えることはないだろう。しかし、武見会長もしだいにその神通力を失い、昭和五十年代に入ってからは医師優遇税制も段階的撤廃の方針がうちだされ、医師の所得が高いという神話の雲行きもあやしくなってきた。そして、長きにわたった武見時代も昭和五十七年に会長の病気引退にともなって幕が引かれ、以後は厚生官僚に対抗できる傑出した医師会長は登場していない。よってそれ以後の医療行政は少なくとも医師の所得の観点からは武見時代よりも大きく後退しつつある。相次ぐ薬価や検査料等の医療費の引下げも、武見会長の全盛期だったらばすんなり実施されたか否かはわからない。

きわめて単純化して考えれば、医学部ブームは日本の高度経済成長と武見医師会長というカリスマ的人物の相互作用によってもたらされた医師への一時的な富の集中により起こったものであると言える。けっして仕事の内容そのものを評価したブームではない。医師が聖職などというのははるか昔から言われていることなのだから…。

さらに興味深いことは、まさにバブルとも言えるこの良き時代の恩恵に浴した医師たちは、決して選びぬかれたエリートではなかったし、バブルをあてこんで医師になったわけでもなかったということである。

昭和四十年代に第一線にあった医師たちは、戦中戦後の混乱期に医師になったものが多い。彼らは優秀な人材の多くが軍に入ったことを知っている。そして、この時期には、即席の試験と即席の教育により軍医が大量に生産されたことも知っている。また、多くの医師が戦争のために帰らぬ人となったのも知っている。

生き残った医師には大変な幸運が待っていたとしか言いようがない。彼らはたまたま医師になり、幸運にもブームに乗ったのである。開業においては前述したとおりであるが、大学においても昭和初期に卒業した医師のかなりの部分が戦死したために先輩や競争相手が少なく、その出世の早さたるや現代の若手の医師からみると考えられないものであったらしい。五年で助教授、十年で教授などという話も当時は実話であり、その後の医学部増設によって大量に発生した教授ポストを得たのもこの世代の医師であった。

彼らはあくまで幸運だったのであり、その意味では土地や株をたまたま持っていてバブルに浴した人々とはある意味で大差ないのである。

しかし、これから医師となる世代に同じ将来が待っている訳はない。本書で述べてある医師の所得・生活の実態や医師をとりまく諸般の実情などを勘案しつつ、今後の見通しを立てるしかない。見通しが結果として正確だった人は人生を誤らないだろう。

第二章　人気職業の移り変わりについて

「三歩下がって師の影を踏まず」「あおげは尊しわが師の恩」…どこかで聞いたことがないだろうか。教員・教育の質の低下が指摘されて久しい現代の日本においてはなにかちぐはぐな印象を感じざるをえない言葉である。

明治維新以後の日本においては富国強兵とともに教育の重要性が叫ばれ、各地に設立された師範学校に入る人々は優秀な人材が多く、先生を「恩師」と呼ぶことに特にためらいもなかった時代が続いた。そして、教員に対する処遇も妥当な水準にあったのも事実である。しかし、戦後の日本においては教員のステイタスは認められず、薄給の時代が長く続いたために多くの人材が他の職種に流れた。公務員においては優秀な人材はプライドでバリバリ仕事をするが（これがいわゆるキャリア組である）、普通の人（ノンキャリア組と呼ばれる）は単に権利を目いっぱい主張する労働者となる。働いても働かなくても倒産もないし給与も変わらないのだから至極当然そうなるわけで、かくして、いったん公務員病に侵された日本の公的教育は、改善しようとする少数の良貨を駆逐してドロ沼に落ち込んだまま先が見えない。校内暴力・登校拒否・体罰・破廉恥等何でもありの報道を耳にする度に、日本の教育の将来は憂えるべき状態にあると考えざるを得ない。

現代の私学ブームと塾ブームはいかに公的教育が信頼を失っているかという実態をよく物語っていると思う。そして、教師という職の地位も過去の栄光のみとなってしまった。

「士農工商」の言葉があらわすごとく、歴史においては武力を保持しているものが長らく社会の頂点に立ってきた。明治維新の後も武士が軍人に変わっただけで、軍人は社会的にも高い地位を保持し続けた（大正デモクラシーの時代には一時的に社会的評価は低下したが…）。そして、文武両道に優れた逸材が海軍兵学校や陸軍士官学校に殺到したのである。まさにかつての日本軍は人材の宝庫であった。

しかし、敗戦によってすべてが変わり、日本軍の解体によって軍人という職業は日本から消滅した。国際的に見ても、人類が科学の進歩の副作用として自らを破滅に導く最終兵器を保有してしまった以上、軍事力が国際紛争を解決する最強の手段という地位を占めることは二度とないであろう。一応各国に足並をそろえる形で自衛隊なる「士」が登場したが、現在はまさに「商工農士」という状況となっている（もちろんアメリカという「武力国家」によって日本は隷属させられているという解釈も成り立つのだから、現実には「士商工農士」なのかもしれないが…）。

現代の若者は現在の自衛隊のおかれている状況を知っている以上、かつて軍人の社会的地位が高かったなんてことは感覚的に信じられないであろう。そして、かつて軍人だったり軍のエリート学生だった人々は、時代の移り変わりにまさに隔世の感を抱いていると思われる。

戦後の日本にとっては経済復興が国是であった。人材は工業と経済に集中し、日本人はまさにエコノミックアニマルと呼ばれつつ働き続けて、朝鮮戦争特需も幸いして驚異的な復興を遂げるに至った。

この時代は人気の中心は医学部ではなく、工学部や経済学部・商学部などであった。そして、彼らエリートたちが管理職世代となり、バリバリ稼ごうとした時には、既に金の成る木は他職種に移っていたのである。特に、日本の輸出産業の中核的存在であったメーカーは、厳しい競争の波をかいくぐるコスト競争により、人件費についても「メーカーは安い」という状況が定着したものとなった。

日本の輸出産業を販売面から支えた商社にしても似たような状況がある。かつて海外旅行など一般の日本人にはままならなかった時代には、商社に入って世界で活躍するのはまさに花形の職種であった。しかし、毎年膨大な数の日本人が海外旅行をする御時世となっては、海外勤務の魅力も影が薄くなってしまった。メーカーよりは給与水準は高い傾向にはあるものの商社の人気も日本の復興時代とともにピークを終わったような気がする。

外交官もかつては海外に行けるということで花形の職業だったが、商社と同様の理由で人気のピークは過去のものとなった。現代の日本人は子弟の教育等を理由に海外勤務を嫌う傾向すら出てきたのだから時代は変わったものである。

石炭産業もかつては日本のエネルギーの中心的存在であり、現在の石油産業と自動車産業との関係を思わせるほどの多くの労働者が生産・消費などの広い分野で働いていた。いまでも列車のことを「汽車」と呼ぶし「汽船」という言葉も耳にしたことがあるだろう。JRが国鉄だったころはなお石炭を動力源とする「蒸気機関車」が全盛であった。

船さえもエンジンへの移行が陸上輸送機関より早かったとはいえかつては石炭を燃やして動いていたのである。かの有名な日露戦争当時の東郷艦隊やバルチック艦隊も実は石炭で動いていたので、良質の石炭の確保により機関の馬力を上げることが戦争に勝つ条件の一つですらあった。

石炭生産力はそのまま当時の国力に直結したので、北海道や九州など各地に炭鉱が掘られ、石炭産業は黄金時代にあった。可燃物の中に穴をあけて地中深く進む作業であるから当然落盤や爆発・引火等の事故もあって、炭鉱の現場は犠牲者を多く生んだ。しかし、決してそれが理由で事業をやめることは出来ないほどかつては重要な産業だったのであり、石炭産業に就職した人は、まさかその後の石油エネルギーの隆盛によってエネルギー政策が国内炭に依存しない方針になるとは思ってもみなかったであろう（現在ほぼ倒産という状態にある北海道炭鉱汽船という会社もかつては超優良会社であった）。昭和三十八年からは石炭合理化政策が開始され、多くの炭鉱が閉山となっていった。

繊維産業に就職した人も、まさか将来繊維産業が国際競争力を失なって生産が海外シフトするなどという状況も考えてはいなかったであろう。明治維新後の日本の外貨獲得の主役は絹製品を中心とする繊維産業であり、大量に世界に輸出されていた。

絹を生産するために若い女性が大量動員されて養蚕業が栄え、その労働現場の厳しさは「女工哀史」や「ああ野麦峠」などというこの時代を背景にした作品に描かれている。この犠牲のもとに稼ぎまくった外貨を日本は「富国強兵」の国策のためにふんだんにつぎ込むことができた。戦前の軍事大国日本を支えた柱のうちの一つはまぎれもなく繊維産業だったのである。

しかし、優秀なる日本の繊維産業もナイロンをはじめとする化学繊維の登場や低賃金の発展途上国の追い上げには勝てなかった。私の若いころから「香港シャツ」などといって簡単な衣服は東南アジア製になりつつあったが、その後の生産シフトはどんどん進み、現在電気製品などもハイテクでないものはどんどん東南アジア製に主力が移りつつある。繊維業界が日本でやれるものはもはやハイテクを要するなどの理由により外国で生産が難しくかつ値段が高いものに限定されつつある。

斜陽になった産業が従業員を食わせるために他分野に進出する動きも面白い。これらの動向を見ているとこれから一般に有望と考えられている職種がわかるからである。

例えば繊維産業の狙っている転身先はいわゆる「バイオ」つまり医薬品業界や新素材業界である。会社によっては転身のほこ先をなんと一時外車販売に向けたものもあったが、この会社も現在は製薬会社への転換を狙っている。とにかく名門繊維会社はこぞって自社開発や合併などの手段を用いて薬屋や素材屋への変身を遂げようとしているのだ。

鉄鋼ナンバーワンの某社も一時はコンピューターソフトウェア産業に進出した。これも本業が伸び悩むのを見越してのことであった。他の鉄鋼会社の中にも同じコンピューターでもハードウェアである集積回路生産に進出したものがあった。

電気会社も電気製品を造るだけでは生き残れないとみてアメリカの映画会社を買収したりしている。ハードとソフトの両方を制覇しないとこれからの電気製品産業は生き残れないと考えているに違いない。

とにかく色々な会社が変身・転身を狙っている方向にこれからの有望な産業があるのであろう。一般論としては製造業には限界が見えてきており、第三次産業の比率が向上していくのがこれからのトレンドであろうと考えられる。

読者の世代にとってボウリング場というのはごく普通の遊戯場にしか見えないだろう。しかし、この世界も色々なドラマがかつてあったのである。

戦後アメリカ軍により日本に広まったボウリングは、高度経済成長の波に乗って爆発的ブームをもたらした。昭和四十年代前半はまさにそれがピークとなっており、少年少女がボウリング場にたむろするのが社会問題となった。二時間待ったとか三時間待ったなどという話はざらで、さらにあまりの混雑のため一人のプレイできるゲーム数が制限される状況すらも見受けられた。テレビではボウリング番組が高い視聴率をあげたし、プロボウラーなる職業も誕生して多くのアイドルプロボウラーが活躍していた（特に女子プロ一期生の某ボウラーなどは一流企業のCMにも出演するなどまさに有名人であった）。

この人気に目を付けて多くのボウリング場が建設されることとなった。そして多くのアマチュアボウラーがプロテストを受験した。その結果はどうなったか…。

現在首都圏近郊に「○○ボウル」という大規模なディスカウントストアのチェーン店がある。埼玉に本拠を持つこのストアはどうして一見ボウリング場と間違えそうな名称を付けているのであろうか。

実際にその店舗を見に行くとナゾはすべて解ける。なんと建物はボウリング場そのものを流用したものであり、レーンに相当する場所に商品を並べた売場を持っている。当然これはストアが意識的にこういう建物を建築したのではないことがわかる。そう、これはいわば過去の繁栄の脱け殻とでも言うべき遺跡なのである。

考えてみればボウリング場の建設は建物以外に一レーン毎にかなりの特殊な設備投資が必要となる。したがって完成後かなりの客が来てはじめて黒字になるわけで、完成後かなりの長期間安定して商売が継続できる見込みがなくては最初からその事業は失敗である。失敗として遺跡となったボウリング場は転売しようにも他の用途には使いにくいので、結局のところ二足三文で買いたたかれたり自ら転身してディスカウントストアや家具チェーン店の商品展示場に化けたりするしかないのである。現在でもところどころにボウリング場でもないのに上に大きなボウリングのピンが立っていたりする建物を見かけるが、その理由はこういうわけなのである。

遅れてブームに飛びついた業者は悲惨だったらしい。やっとボウリング場が完成したころにはブームが下火になって客の絶対数が減少していたところにボウリング場の数だけやたらに増加したわけで、おりからのオイルショック不況のあおりも受けて完成即倒産という業者が続出した。

プロボウラーにあこがれてプロテストを受験し、エリートとしてデビューした人達も似たり寄ったりの運命だったらしい。テレビのボウリング番組がすたれたので彼らは有名人になることができず、ボウリング場のレッスンプロとして細々と暮らすしかなくなってしまった。プロボウラーとして全国的に名が知られたのは当初の数期生までであろう。そして業界には倒産の嵐が吹いた…。

昭和五十年前後の淘汰の時期を過ぎて生き残ったボウリング場は日本中で現在も地味に営業を続けている。そしてプロボウラーという職業も残っている。しかし、過去のブームを知っている人は現在の状態を正常になって安定したと理解するのか没落したと理解するのかその考えは様々であろう。

人気のある産業に参入すべく巨額の設備投資が行なわれ、実際に参入した時点では過当競争には陥るわ商品そのものは陳腐化するわで悪戦苦闘するというのはどうやら人の世の常らしいが、その現代における典型例がいわゆるシリコンサイクルである。

半導体産業は技術革新のスピードがとても早く、ほぼ四年に一度の割合でさらに進化した半導体の時代となるために常に他に一歩先んじて製品を開発し過当競争になる前に一刻も早く売りまくって利益を得ようと各社がしのぎをけずっている。しかし、人間の能力は似たりよったりだから脱落したメーカー以外は各社ともほぼ横一線で競争しているのが現実でまさにマラソンでいうところの第一集団を形成しているのである。よって、新製品が出始めた時期は有利な商売をして利益を得て、その後各社の設備投資が身を結んで量産体制に入った時点でサバイバルゲームとなって各社とも業績が低下するという周期が半導体業界にはほぼ四年周期でおとずれる。この周期をいわゆシリコンサイクルと呼んでいる。このことは百も承知なのかもしれないが各社とも半導体ビジネスから手を引いたら時代に取り残されると感じているのかこの激しい競争に打ち勝つべくますます意気盛んである。

次頁以下に述べる不動産業や証券業も景気の波がサイクルとも言える状態で循環している。好況不況の波は無い方がいいに決まっているのにどうして性懲りもなく人間というのは同じパターンを繰り返すのだろうか。やはりそれは人生があまりに短くて、社会経験や教訓も世代交代とともに消滅してしまうからなのであろうか。それとも資本主義・自由競争社会においては避けられない宿命なのであろうか…。

バブル時の地価高騰によって不動産業も好景気に沸いた。なにせ一億総不動産屋という雰囲気であり、マンション投資をすれば税金が安くなるとか相続税対策に不動産を買ったりアパートを建てたりするとか知識を持った大衆があちこちにいた。家持ちの女性と結婚することを「逆玉（玉の輿の逆）」と呼ぶ現象もあり、銀行も不動産を買うといえば良質の担保が有るわけだからめいっぱい金を貸した。もともと東京のオフィスビル不足と不動産買換え特例に端を発した地価高騰は東京の中心部から郊外へ飛び火し、関東一円に広がったと思ったらこんどは地方にも波及した。家を買えなくなった庶民はどんどん遠くに追いやられ、新幹線通勤などという異常ともいえる通勤形態も一時は流行した。そしてバブルの崩壊とともに不動産屋の超強気もとりあえずはどこかへ消し飛んだ。

しかし、上がりに上がった地価はかなり下がったとしても元に戻る訳は無く、年収の五倍で家を買うとか家賃は月収の二〜三割程度などという健全な状況はなかなか難しくなったのが現状である。不動産業界は過去にも田中首相が「日本列島改造論」を提唱した昭和四十年代後半に地価高騰による好景気に沸いたことがある。そしてそれはいわゆるオイルショックで幕を閉じたが、全く使いものにならない荒れ地を高い値段で素人に売りつけたいわゆる「原野商法」などもその当時は社会問題とされた。

不動産業は本来売買の仲介によって手数料を得るのが本業なのに、地価の上昇をまのあたりに見てしまうとつい自分もその気になって自分で不動産を買い占めて値上がりを期待する連中が続出する。地価高騰の絶頂期には中古マンション売買のなんと八割が業者間取引であったとのことであり（実際に客が買って値段が吊り上がったわけではない！）、彼らはマンションを仕入れてはそれに三割程度の利潤を乗せた売値をつけ次の業者に転売したのである（例えば、A業者が一億で仕入れた物件が一億三千万でB業者に転売され、さらに一億七千万でC業者に転売され、さらに二億二千万でD業者に転売されるといった調子である）。こんな無茶な取引形態でも、おりからの低金利による金余りも状況を有利にしたのか勇気をもって買う連中がいたのだ。不動産に素人の業者までにわか不動産屋となって続々と参入してきたし、俗に宅建といわれる不動産業の免許試験にも空前の受験者が押しかけた。しかしこれも本質的にはババ抜きゲームとなんら変わるところなく、その結果は売るタイミングを逃がした値下がりした不動産を抱え込んで破産するという事態も結果として必然的におこったのである。不動産屋というのは好況の時は超強気で不況の時は超弱気になる性格らしく、そういう観点から彼らの発言や仕事を観察していると大変に面白い。今後も不動産業は好景気と不景気の波を繰り返すのだろうが、彼らが安全第一の仲介手数料稼ぎに徹してくれない限りはこの業界の荒波多き性格は治らないであろう。

不動産業とともにバブルの時期に注目された証券業界についても色々なドラマがある。昭和六十年のプラザ合意に伴なう急激な円高ドル安と、それを是正して資金を円からドルへシフトさせるための日本の超低金利政策は、預金等の金融商品から資金が逃げて投資先を求めて行き場を失って溢れる「金余り現象」を生み出し、土地・株・ゴルフ会員権・絵画等何でも投機の対象となるいわゆるバブル現象が起こった。

不動産業も好景気に沸いたが、なんといっても証券会社社員の給与・ボーナスの高さが話題となったものである。株式市場が過熱すればするほど手数料は山ほど入るのだから利益が出るのは当然のことで、夏のボーナスだけで「年齢×十万円」などという話もまことしやかに飛び交い、証券会社も空前の景気であった。株価はどこまでも上昇を続けんばかりの勢いであり、史上最高値更新などというニュースがにわか大衆投資家をさらにあおった。昔から「株屋の増改築（儲かっているということ）は売り」とか「主婦などの素人投資家が出てきたら株式市場は末期的だから撤退すべきである」などという教訓や格言は山ほどあるのだが、例によって超強気な証券マンは「未経験の大相場」とかいって株のババ抜きゲームを平均株価四万円近くまで持っていったのである。そしてそれ以後の経過は報道されている通りの状況になってしまった。

アワ踊りともいえる宴は終わった。そして残ったのは現実だけである。いつまでも上がり続ける株は無いことなど誰にも分かっていたはずなのに結果は死屍累々である。NTTの株主を始めとする多くの大衆投資家ばかりでなく財テクと称して株式投資をやっていた企業も続々ボロが出てやっとみんなが株式を冷静に見つめるようになった。しかし、この日が来ることを一番的確に予測していたのは他ならぬ証券会社首脳であったのかもしれない。だからこそ相場の絶頂期に続々上場したり増資をしたりして不況に耐えうる体力を培ってきたのである。なにせ今回のバブルでたっぷり甘い汁を吸うことのできた中高年社員の入社の時期は、戦後第一回目のバブル崩壊である四十年不況と呼ばれる証券界のどん底の時期であったのである。彼らは、メーカーや商社に入った同世代の人々に対して複雑な意識をもっていたのではないだろうか。そして、二十数年後にはこのような状況になっていようとは入社の時点では思ってなかったのではないだろうか。だからこそ千載一遇のこのチャンスに最も冷静に対応出来たのだと思われる。また逆に、バブルが全盛だった時期に証券会社に入社した社員は、バブルがはじけて早くも後悔しているかもしれない。

証券会社社員は昔から「株屋」などと呼ばれ、銀行員とは違った一種独特な目で見られていた。なにせ相場が上がっても下がっても「買え」としか言わないのである。そして、時々社会が株ブームで沸いた時に一過性に浮上し、ややあって長期の沈没期間に入る…。

証券業界と何かと比較される業種に銀行業界がある。銀行員の給与水準はこれまではとても高いと評価されていたのである。特に管理職クラスより上のそれはメーカー等とは比べ物にならない高給であり、福利厚生施設や各種手当て等も現在に至るまで大変素晴らしいものであった。

倒産が無いという安定性も銀行に勤務する人には昔から魅力であったし、お金を貸している強みで、関連会社にも一時出向や定年後の第二就職のポストを多く持っていた。とにかく、勤務がハードな面はあるものの一生丸抱えで面倒を見てもらえると期待するに充分な待遇がかつての銀行にはあったのである。

どうしてこのように銀行業界はほぼおしなべて景気が良かったのか。その答えは簡単である。大蔵省をはじめとする行政が、社会不安防止の観点から、銀行の経営安定化政策を徹底してとってきたからである。具体的には、金利等の自由競争をさせず、一番弱いクラスの銀行の経営が成り立つレベルで貸出しや借り入れの金利などを統制したわけである。最弱の銀行が黒字になる政策ならば普通の銀行は笑いが止まらないのは当たり前なわけで、これまで多くの銀行は稼ぎまくって資産をたっぷり蓄えてきた。

しかし、今後の銀行業界は見通しが極めて不透明である。外国からの圧力もあって、自由競争時代に突入していく情勢になってきたからである。競争となれば、横並びの金利で呑気にやっているわけにはいかなくなり、合併・吸収等何でもありの戦国時代となる。当然、給与についても会社によっては厳しいものとなってゆこう。近年の大銀行同士の相次ぐ合併はその序曲ともいえるものと考えられる。

バブルの崩壊も銀行業界には多大な影響を及ぼした。儲けた資金の投資先として株や土地を大量に保有していたのだからこれらの値下がりの打撃は計り知れないものがある。さらに、貸していた資金についてもかなりの部分が株や土地に投資されていたので、値上がりを当て込んで失敗したりあげくの果てに倒産したりした貸し先からの資金回収はかなり難しい情勢となっている。不良債権の問題は一歩間違えると国をゆるがしかねない。

そんなこんなで銀行業界の今後の見通しについては相当深刻なものがある。銀行業界の天気予報は「これからだんだん天気は下り坂に向かうでしょう。ときおり雷雨を伴なうところもあるでしょう」といったところだろうか。なにしろ証券業界までが経営の多角化による安定を意図して銀行業務に参入してくるという事態になっているのだから…。

これまで横並びでのんびりやって従業員に高給を支払ってきた生命保険会社もだんだんと銀行の後を追い掛けてゆく可能性がある。そうなるか否かはひとえに社会的不安を防止するための保護主義と自由競争とのバランスを行政当局がどう考えるかにかかっている。

ここまで書いてくると、なぜ過去と現在のことしか述べないのかとお叱りをうけるかもしれない。すなわち、未来はどうなのか…と。これまで栄えた職業よりもこれから栄える職業を教えてくれという気持ちになるのはしごく自然な気持ちともいえる。しかし、それがわかったら苦労は無いし、未来の予測は誰にも無理なことである。

大事なことは、十年はおろか五年先すらも予測が難しいほど変化の激しいこの時代においては未来に栄える職業が予測不能であるが故に、その時代に栄えている職業にあと追いする形で就職していく人々が多くなってしまうということなのである。それがベストの職業か否かは判らないにしてもその時点では最善の選択をしたつもりなのであろう。

しかし、株ブームや土地ブームにおいて高い値段で買ってしまって値下がりに泣いている人々はまさにこの「あと追い」型の人種なのである。成功する人は未来を読める人なのであり、運以外の要素にそれを求めるならば、世間にアンテナをしっかり張って自らの進む道を絶えず軌道修正する感覚に優れた人であろう。

第三章　医師過剰時代の意味するもの

医師過剰時代が到来するといわれて久しい。しかしその実態はどうなっているのだろうか。なるべく客観的な数値を示して参考としたい。

現在日本には八十の医科大学（医学部）がある。しかし、終戦直後の昭和二十五年にはその数は四十六に過ぎず、この数は昭和四十年代前半まで不変であった。

医学生の入学定員も長期にわたってずっと一学年三〇〇〇人以下であり、昭和三十五年から定員は徐々に増加させる政策がとられたがそれでも昭和四十年代前半までは三〇〇〇〜四〇〇〇人で推移していた。各医大の定員も現在とは違って多くは六〇名ないし八〇名というこじんまりしたものであり、一部にはなんと四〇名というものもあった。

大転換が行なわれたのは昭和四十五年からである。「昭和六十年までに最小限人口一〇万対一五〇人の医師を確保する」という行政目標がたてられ、医科大学（医学部）の新設が積極的に推進されることとなった。さらに昭和四十八年には無医大県解消計画が進められ、昭和五十六年に最後の八十番目として琉球大学医学部が学生募集を開始するにいたって一段落した時点ではなんと入学定員は八三六〇人にもなっていたのである。

わずか十年余の間に雨後の竹の子の如く新設医大が誕生（昭和四十五年の時点では五十だったので三十も増加した）し、定員にいたっては昭和四十五年の四三八〇人から二倍近くへの増加を示したことになる。

先行したのは四十年代後半の私立医大群（産業医大を除く十五私立大学がこの五年間に集中して新設された）であり、国立医大がこれを追って各無医大県に次々と新設された。自治・防衛・産業の三目的別医大もこの時期に設立されたものである。

かくして目標となった人口一〇万対一五〇人の医師を確保するという数字は昭和五十八年に早々と達成されてしまった。医学部に入学してからストレートに医師になったとしても六年間の期間を要していたわけだから、新設医大がひととおり第一期の卒業生を出す以前に医師増加策はその目的を達してしまったのである。

かかる事態となった為、逆に医師数の抑制策がとられることとなり、将来の医師需給に関する検討委員会が設けられ、昭和五十九年十一月に「昭和七十年を目途に医師の新規参入を最小限一〇％削減すべきである」という中間意見がまとまり、文部省及び私立医科大学協会は定員一二〇名の国立大学における各二〇名の定員削減（本来一〇〇名となっていたところを医師増加政策によって暫定的に一二〇名に増加させていた国立大学について一〇〇名に戻したという表現の方が実態に合っている）に着手するとともに、私立医科大学では入学定員の厳守の方針を決定した（その後日本医師会は、一〇％を不充分としさらに一〇％の追加削減を要求した）。

しかし、昭和七十年の医師の新規参入について成果を期待するには単純に計算して昭和六十四年までに入学者をかなり（最低一割）削減しなければならなかったが、現実は昭和六十二年度は定員を六〇人（国立三大学）削減したが実際に入学した人数は前年を上回ってしまったし、六十三年度もさらに一〇〇人分の定員削減がなされたにとどまって、多難なすべり出しとなってしまった。

何年かかかってようやく定員が八〇〇〇人を割り、現在ようやく七〇〇〇人台半ばにまで到達したが、医学部数が八十である以上定員削減ももはや限界に近い。また私立医大にとっては入学定員を厳守せよということはそのまま入学金や授業料等の収入の減少に直結するためどうしても水増し合格に走りがちとなるのは経営上やむを得ない。

かくして実際の医学部入学者は毎年七〇〇〇人＋αあたりで横這いとなることが予測され、この状態が続いたと仮定した場合は、毎年七〇〇〇人が二十五才で医師となって六十才までの三十五年間医師を続けるとしても日本の医師数は現役だけで約二十五万人にもなる。高齢化社会になり六十才を過ぎても現役にしがみつく医師が増えればさらにこの数字は増える。これが適正な数字なのだろうか？

一部の予測では最も早い場合で平成十年中に医師の需要と供給が逆転したはずである。医師の新規参入を定員面から抑制するという政策は不調に終わった可能性が高い。

実際に国立公衆衛生院研究班の推計でも西暦二〇〇〇年における医師数の予測概算二十八万二千人、人口一〇万対二二〇人であり、西暦二〇二五年にいたっては人口一〇万対三〇〇人なのだそうである。何か強力にこの予測値の根拠となる定員その他のデータが変更されない限りこのような事態を迎えることはほぼ確実と言える。具体的には医大の統廃合を含む大幅な定員削減策もしくは医師国家試験の合格者数を毎年四〇〇〇〜五〇〇〇人程度に限定してしまう方法などが考えられるが、いずれも社会的影響があまりにも大きいので政策としてはそう簡単には実行されないであろう。その結果今後も医師が増え続ける事態が最も確率的に大なるものと考えられる。

他章でも述べた通り、医学生は医師以外の職に就くことは極めて難しい。工学部や法学部などの卒業生は専門を生かせない就職状況となればさっさと転換して気分一新で就職すればよいから特定分野の学生の過剰問題などは重症化しないのである。

しかも今後は、人口構成における若年者の割合の減少などにより労働可能な若者が相対的に不足する事態つまり「売り手市場」が基調となる可能性が高い。バブルがはじけて一時的には就職難の状態となっているが、本当は中高年と入れ替えに若手を大量採用したいのにそれがままならない職場が多いだけのことである。今後は人手不足社会の中で医師があふれて溜まっているという雇用のミスマッチが問題化してくる可能性は充分にある。

医師を過剰という観点からとらえたデータは大体こんなものである。しかし一方で、医師は決して過剰にはならないという意見を述べる人がいるのも事実である。

彼らの意見は以下の点に集約される。つまり、医学の進歩によって医療がどんどん高度化していくとともにそれに必要となるマンパワーも膨大なものとなる。また、これからの超高齢化社会も老人介護等の多くの医療需要を生み出すことは間違いない。医師が必要とされる分野もリハビリテーションや医用電子機器の開発や医療マスコミや予防医学などますます拡大傾向にあり、かつこれからは発展途上国など海外にも医療協力を積極的にしなければならない時代が来るのでどんどん医者が必要になるというものである。

この種の論理を述べる人に一貫する特徴は、大量に養成した医師の給与をどこからひねりだすのかという点についてのどちらかといえば楽観的な見方である。そして私の見るところでは彼らの多くは患者本位のまともな医師であって、もともと給与の多い少ないとかにあまりこだわっていなくて医師の社会的使命の方を真剣に考えている。このような医師の割合が多数であれば大学や病院の現場から余剰となった医師は比較的スムースに他の分野に流れていくと思う。

しかし、もしそうならば例えばいわゆるへき地医療問題はおこったのだろうか。へき地の医療はだれが見ても大事であることはわかっている。医者がいないばっかりに治る病気も治らなかったり予防できる病気も予防できなかったりすることはいくらでもある。同じ日本人でありながら低開発国並みの医療に甘んじている人々がこの日本にいることは事実なのである。なんとかしようとして自治医大までつくってみたものの、やはり今でもへき地に医師は足りない。たしかに医師はへき地に行きたがらないのである。聞くところではその主な理由としてはやはり都市の豊かで文化的生活が送りたいからなのだそうである。また、もしも医師がへき地医療に尽くしたいと思っても家族の反対が大きな障害要素になっているらしい。子弟の教育問題などもへき地を嫌う大きな理由となっている。つまり、ある意味では自分本位な医師が多いからへき地の患者は報われないのである。

医師が社会のエリートと呼ばれ、エリートを目指す人が医師になるべく医学部に入学する今の世の中で、エリートは医師の権利にばかり目が向いて義務の方はなおざりになっているのではなかろうか。だから私はこれからの時代の医師過剰問題がスムースに解決するか深刻な問題になるかは医師になろうとする人々の精神構造にその分岐点があるように考えている。医師という職業を病院臨床医と研究者に限定されたエリート職ととらえれば、これからはあぶれて失意のうちにしかたなく他の職に就く人が出てくるし、患者の為になることで社会的要請に応えることを人生の喜びとする人ならば、拡大された医師の職域の中で自由に働くことができると思う。

医師過剰問題についてなるべく客観的な数値をもとに解説した。しかし、未来のことはだれにもわからない。ただ、現在すでに医師が増加（過剰と理解するかどうかは微妙な問題だが）したことによる影響は随所に出はじめている。

ある大学教授の調査によれば民間病院の医師の給与は昭和五十六年以降全く上昇していないという。諸物価すべてが上昇していった中で据え置きを続けるということは、実質的には減俸を意味している。しかも今後給与が上昇する要因は何も見当たらないとのことである。

また、ポスト不足の問題も深刻化しつつある。昭和四十五年度入学以降の医師の大集団（団塊の世代とでもいうべきか）は今や年令的には各医療機関の中堅どころを占めるところとなった。しかし、一学年の人数が倍になったところで、教授職や部長職などの管理者ポストはそれに見合って増やされたわけではない。したがって、二人に一人が完全に出世をあきらめて早期に退職でもしてくれない限りは、ポストを求める長蛇の列はまさに交通渋滞さながらの様相を呈して続いていく訳である。現に、ある国立系有名医療機関においても、勤務している医師の平均年令が毎年一才ずつ上昇しており、退職者が少ないので若く優秀な人材を採用することが難しくなっているという。

第四章　医師に向く人？向かない人？

医師には適性というものはあるのだろうか？結論的にはありとあらゆる職業に適性があると同様に医師という職業にもやはり適性があるといえるだろう。この章でそれについて述べておくことも、とかく偏差値一辺倒で医学部を受験してしまう人々が入学した後や医師になってしまった後に後悔しないためにもとても重要なことであると考える。

とにかく現在の医学部というのは難関といわれる大学であればあるほど「医師になる」という動機ではなくて「とにかく難しいから受験する」というエベレスト登山式の発想の受験生のターゲットと化していることは間違いない。私に言わせれば、大学受験界のシンボル的受験対象が某T大の医学部などであるがごとき現状ではかかる異常な発想（難しければ何学部でもいい）で医学部を目指す受験生は今後しばらくは後を絶たないと予測せざるを得ない。進路指導をする高校や予備校も「君の偏差値ならば○○大学の医学部に合格できるぞ」などとあたかも偏差値が医学部への適性そのものである（頭のいい奴が医者に向く）と誤認させるが如き発言を繰り返し、ついには何となく親や本人までその気になってしまうから怖い。難しいブランド試験に合格することが人生の目的であるという人はそれでもいいのかもしれないが、それではその人の人生はわずか二十年やそこらでおしまいである。この本は、最初に述べているとおり医学部への就職ガイドという性格を持っている。だから、ぜひとも適性という概念についてはは詳細にとりあげていこうと思う。

医学部に入学することは医師になることとほぼイコールである以上、入学には明確な目的意識が必要である。そして、自ら医師になるという道を選択する以上は、いったい自分には医師になる適性があるのだろうかと考えてみるのもいいのではないだろうか。最近では学生を受け入れる大学側のほうでも入学時の適性検査には強い関心を示しており、大学によっては試験的に導入しているところもあるようだ。やはりこれは、適性に疑いのある学生が入学してしまって現場で問題がおこっているためと受け止めるのが自然な解釈なのではないだろうか。

医師に向く（適性がある）人とはいかなる人をさすのであろうか。次頁以降に述べる内容はかなり私見も混じることもやむを得ないとは思うが、一つの明確な基準にもとずいているつもりである。それは、「良い医療のために必要な医師」という当たり前の基準である。そして、良い医療とは当然のことであるが「患者にとって良い医療」である。

なぜこのようなことを述べるかと言えば、現在の日本の医療においては「患者にとって良い医療」が行なわれているのかという点について疑問を持っている国民も少なからずあるからである。人間性ではなく頭が良いという基準のみで医師を選抜している現状では不心得者は除外され得ないのだから医療に対する不信が囁かれるのも無理はないのである。

医師の職域は主として二種類あると言ってよい。臨床医と研究者である。これらに求められている能力は各々まったく別であり、医学部にはこの二種類の人間が入学する必要がある。そして、求められる数の割合としては臨床医（本来の医師の姿）が圧倒的に多く欲しいのであり、研究者は大学等に職場が限定される以上そう大量には必要ない。

臨床医に向く人とはどんな人であろう。現在は頭のいい人が多く入学して臨床医になっているようだが、実際は学力はあまり適性とは関係ない。何たって臨床医に数学はほとんど要らない。微分積分どころか電卓をたたける能力さえあれば実は何も困らない。他の学科も並みで充分。そこそこ普通の記憶力と理解力さえあれば学力的にはほぼＯＫである。

問題は学力ではなくて人格や性格の面にあるといえよう。具体的には誠実さとミスをおかさない注意深さがポイントとなる。まず、誠実でない人間はいくら勉強ができても良い医師たりえないだろう。病人というのはとても不安な精神状態にあり、医師や看護婦の発言や態度の一つ一つが励ましにもなれば苦痛にもなって、ひいてはそれが病状をも左右するのである。だからこそ診療の現場においては相手（患者）の立場を思いやって親身に考えることができる温かい人間性が強く望まれているのである。医療の原点は患者に奉仕するサービス業なのだから、秀才でも冷たく利己主義な人は臨床医としては歓迎されない。

また、医療はミスが絶対に許されないからいくら人が良くてもポカの多いオッチョコチョイは不可である。手術における鉗子やガーゼの置き忘れ・右と左を間違えて切ってしまう・別の患者と勘違いする（定期検診の妊婦を間違えて中絶してしまった事件もあった）・薬の処方量を間違える・薬の種類そのものを間違える・出血に対する予測が甘くて輸血が間に合わず死亡する…などなど少し考えただけでもオッチョコチョイが原因でおこりそうな事件は無数に考えつく。いくら性格が良くても軽率な性格の人は困る。貴方がそれにあてはまるかどうか、具体的な診断法を私なりに述べよう。

『めったに車が来ない道に横断歩道があった。A君は車などめったに来ないから大丈夫と言って脇目もふらずに横断した。B君は一応信号が青であることを確認してから横断した。C君は信号の青を確認してから左右をきちんと確認して横断した。』結果的には三人とも横断したのだが医療人として適切なのはもっとも早く渡ったA君ではなく一番遅くなったC君であることはいうまでもないだろう。これは極端な例であり、きちんとやらないと自分が死亡するから小学生にもしっかり教えこまれる。しかし、自分だけは大丈夫とばかりシートベルトをしない人やヘルメットをかぶらずバイクに乗る人などを見るにつけ、この楽天的な感覚を診療の現場に持ち込んでほしくないと痛切に思う。

もう一例もっと具体的な場合をあげてみよう。病院の手術室内ではよくありそうな話である。手術中のA医師とB医師の会話という状況を思い浮かべてほしい。

A医師「ねえB君、あそこに見えているのが○○神経だろうか？」
B医師「まだよくわからないよ…」
A医師「きっとたぶんこれだよ！この前の手術でもこのあたりの場所にあったし、解剖の本とも矛盾しないよ」
B医師「そうはいってもこの人の解剖をした結果を書いた本じゃないからね…」
A医師「とにかくこの手術は○○神経さえ切らなければいいんだから、これ以外はバッサバッサと早く切っちまえるわけだ。万歳！あと一時間で終わるぞ！今日も俺は絶好調！」
B医師「そんなに決めこんでいいのかい？ずいぶん大胆に切っているけどもし違っていたらどうするんだい？慎重にいった方がいいと思うけどな…」
A医師「大丈夫！絶対あれが○○神経だと思うよ」「あれ？今切ったこれは何だろう？」
B医師「それも神経に見えるけど…しかも結構太いから重要なものかもしれない」
A医師「そんなのないよ！こんなところに神経があってはいけない！この患者は変だ」

B医師「神経の枝別れで二本以上になっていた可能性もあるし、さっきのが神経でなかった可能性もある。ぼくなら確認しながら慎重に切っていったんだけどね…」

A医師「あ〜あ、今日は絶不調だ。この前はこのパターンでちゃんとうまくいったのに。この患者は神経が珍しい枝別れをしていたわけか、チクショウ！しかしまてよ？もしもこれを調べてみてとても珍しければ学会発表に使えるかもしれないぞ…まさに災い転じて福と成すだね。ワッハッハ！」

B医師「ほんとに君も懲りない性格だな。まあとにかく医療は結果がすべてさ…」

楽天的な人は「多分」とか「だろう」という発想で仕事をすることが多い。このような〔見込み型〕の人間は大量の仕事をアクティブにバリバリこなすのには向くから、少々のミスは他の仕事で帳消しに出来る職種であればまさに優れた人材となりうる。しかし、医療のごとく常に細心の注意を払うことによって百戦百勝の手堅さを要求される職種においては、何に対しても「本当にそうか？」「確認する手段はないか？」と常に安全指向で発想する〔確認型〕の人間の方が勝率ははるかに高いことは疑いのない事実である。たしかに多くの医療ミスは確認の不十分なところに起こっていることは事実なのである。さて、あなたは〔見込み型〕か〔確認型〕か…。

人間好きであるということも重要な要素である。臨床医は人間相手の仕事である以上、人と接するのが苦手で機械や本や試験管を相手にしているのが好きな人には適性が無い。なにせ臨床の現場では患者や看護婦や検査技師や事務員などとても多くの人々に毎日接していかなくてはならないのであり、特に外来などを担当すると、半日の間に何十人もの患者と様々な話をしなくてはならないのである（マニュアル的なワンパターンの話ではないからとても疲れて声もかれる）。しゃべるのが苦痛な人にはつらい仕事であると思う。病棟患者を持たない開業医にいたっては毎日が外来だから連日しゃべりっぱなしとなる。

医師の中には学生の頃から秀才で教科書の内容もバッチリ頭に入っているけれども全く患者への説明等が苦手な者がいる。いわゆる偏差値秀才も患者の評判は結構悪かったりすることも多いのだ（公的大病院などには患者にろくに説明もしないでカルテだけ丁寧に書いている困った医師がいることも事実である）。臨床の現場が人間を相手にするというからには話術や相手の心を読む心理学的な感覚もかなり重要な要素となり、いわゆる学問や勉強とは異質の世界があるといえる。簡単に言って、『話好きでかつ聞き上手な世話好きで、その人がいるだけで雰囲気が明るくなる気配り上手な人』という人間像が好ましい医師として浮かび上がってくるといえよう。臨床医は客商売に似た点がたしかにあるので、少なくとも患者の前では社交的であることのできる人間でなければならないのである。

常識が無い人というのも医療においては困りものである。常に適切な医療を行なうためには、臨床医の常識というものが何よりも重要なのである。医師の養成過程においてはいわゆる変人を除外することができない。もちろん常識もちゃんと心得た上で個性的であることは何らかまわないのであるが、本当に非常識な者が医師になっては大変に困る。

医療の現場は『判断』を求められるケースの連続である。しかもその判断たるや、常に患者の年齢・病状・性格・社会的立場・家族の状況などを総合的に考えての常識的かつ妥当な判断でなければならないのである。一つ二つ例をあげれば、たとえば余命いくばくもない病気の老人に癌ができたとしよう…もしもその癌がほうっておいても二〜三年は差し支えないものと判断されたならば、家族にその事情を説明してあえて放置することも一つの見識である。それを、バランス感覚が悪い医者は「どうせすぐ死ぬなら手術の練習に役立ってもらえば」などという信じられない考えになったりするのである。もう一つ例をあげようか…ある患者がカゼ薬と抗生物質を飲んでアレルギーをおこして死にそうになって入院し、やっと助かった。しかし、どちらの薬が原因かわからない。そこで患者にもう一度抗生物質から飲ませてみた。患者は再び激しいアレルギーをおこして死に抗生物質が原因であったことが判明した…診断をつけることに固執しすぎた結果である。患者も家族も医者の常識（良識）を信じたい。しかし、信じきれないからこそ医療不信は存在する。

医学部には体力試験は無いようだが、本当はこれも大変重要なことである。受験勉強ばかりしている人にはピンとこないかもしれないが、第八章でも述べるとおり医師は肉体的にもかなりな激務である。少々の過労や不規則な生活ですぐ倒れて病気になるような虚弱体質の人には臨床医は無理である。第三章にも述べたが、これからは医師過剰時代となることが予測されている。昔ならば病気がちの医師でも拾ってくれる職場もあったが、今後はそんなに甘くはないだろう。

医学部に入学すれば解剖から始まって病人・死人を見たり血や汚物を見たりする世界が日常業務となっていくこともしっかり認識しておいてほしい。適性という点ではたしかに最初は気持ちが悪くなる人もいるようだが、一部の例外を除き多くの人は慣れて克服していくから普通の人ならまず大丈夫だと思う。しかし、慣れるといわれても慣れたくない人もいるはずである。だから、血を見たりするような生臭いことが嫌いな人はいくら偏差値が高くても医学部は避けた方がよかろう。

研究者を目指して医学部に入学する人…これは必要であり、高偏差値の人も大いに歓迎である。しかし、医学研究は人間を対象にする以上倫理観だけはしっかり持ってほしい。学問の観点では患者も研究の材料であるし、まじめに学問を考えれば考えるほどいつのまにか患者の人権はどこかへ忘れ去られる。だからこそ倫理的な歯止めが必要なのである。

第五章　医学部はお金がかかるか

医学部はいろんな意味でお金がらみで見られている。医師になるにも金がかかるし医師になったらこんどは金が手に入るという世間の認識がある。

医学部に合格したら「頭がいいなあ」とか私立医大に合格したら「すごいお金持ちなんだ」とか言われるし、とにかく医師には「高偏差値」「金持ち」の世間的イメージが浸透している。たしかにお金をたくさん持っている家庭における医学部進学は「どこかに入れる学力」さえあればもうＯＫである。しかし、医学部受験生やその親の中には経済的に医学部進学が成り立つのかということに不安を感じる向きも少なからずあろう。

医学部の学費に関しては国立大学は極めてはっきりしている。他の学部に比べると割高だが、とにかく一般に公表されている額を支払うものと素直に受け取って大丈夫である。原則的には国立は学力さえあれば経済的には苦しいながらも何とかなる金額となっているはずであるし、寄附金など私立医大的な出費は一切無い。しかし、それならば国立に入学する学生は親の収入レベルは様々であっていいはずなのだが現実には裕福な家庭の子弟の割合が年々増加しているようである。この原因はいわゆる高偏差値の学生の家庭にお金持ちの割合が多いことと関連があると思われる（東大の合格者の家庭の年収調査でもはっきりその傾向は出ている）。公的教育が荒廃した現在、高い偏差値をキープするには私立の名門校に入学したり塾に通ったりなど多額の教育投資が必要となっており、結果的に難易度の高い国立大学医学部の学生も裕福な家庭の子弟の占める比率が上昇してしまった。国立大学医学部の難易度が高い状態が続く限り、合格可能な偏差値に達する学生の家庭は教育に投資を行なえるレベルの金持ちが多くなる。だから、一般論として国立の医学部に入学する場合にはそれまでの教育投資にお金がかかる場合が多いと考えるべきである。

ただでさえ私立医大については次頁で述べるとおり経済的負担が大変なのが常識なのに国立までが金持ちの子弟に占領されつつある現状では日本の医学教育においては教育の機会均等の原則は風化したと考えてよい。はたしてこれでいいのであろうか？

公立についても基本的に国立とほぼ同じ状態と考えて間違いないが、学費以外に注意すべき点がある。つまり、公立大学というのは国の税金でなくて地方の税金で運営されている関係上、長期にわたって地元医療に貢献する人材を優先して合格させる傾向にある（簡単に言えば県内と県外の受験生では合格最低点等が違うという噂なのだ）。私の知っている医師も目指す公立医大に落ちて一浪して今度はおひざ元に住民票を移して合格したとのことである。自分が居住していない地域の公立医大を狙う場合は、単純に偏差値で合格可能性を計算せずに、過去の合格者の出身校があまりに地元高に偏っていないかなどの情報をなるべく入手した方がいい。

少々話が脱線したが、私立医大においてはいったいいくらのお金がかかるのかを考えてみたい。国公立大学の学費はサラリーマン家庭でもなんとか払えない額ではないが、私立に関しては全国一律の基準金額があるわけではなく（まあこれは医学部に限ったことでもないし、私立の小・中学や高校においても当たり前の話だから…）、さらに任意（？）の寄附金なるものまであるらしいのだからまったく話は不透明にならざるを得ない。

建て前では「学債」だとか「納付金」だとか「寄附金」だとか色々言われていて頭が混乱しそうになるが、このような数字ばかり見ていてもいったいいくらかかるのかはサッパリ見えてこないはずである。私のまわりの私立医大の卒業生や関係者の話を総合判断して独断偏見的に簡明に言ってしまえば、入学から独立までトータルで一億円を見込んでおいた方が（ドンブリ勘定ではあるが…）無難であろうと思う。勿論この金額より安く済むケースもあろうが、大筋でこの目安は間違っていないと思う。

入学時に支払う金額だけとってみても公表されているオモテの金額だけで一〇〇〇万を越える私立医大も珍しくない。さらに実態はその建て前の金額ともいささか違う場合もあるらしい。私の知っている某超有名私立医大の卒業生も、入学時の面接でズバリ「（オモテの金以外に）いくらかお願いできませんか…」と聞かれたらしい。別の私立医大生も入学時に支払う額は三〇〇〇万～五〇〇〇万だったと言っていた（最高点の人で三〇〇〇万で最低点が五〇〇〇万ということであり、自分の払った金額を話すと自分の入学時の成績がバレるのでお互いいくら払ったかは秘密だというのが面白い）。医学部に限らずかかる不透明なゴッツアン的経営感覚は大なり小なりどの私立大学にもあると考えていい（経営をしなくてはならないのだからある意味では当然とも言えるし、国公立とは違って倒産もある以上は利益を考慮する民間的な経営体質になるのは当然である）。

入学時に四〇〇〇万として学費が毎年五〇〇万を最低六年で三〇〇〇万、これでも既に七〇〇〇万に達するが、大抵は留年したりして学費を余分に払う親が多いし、学生生活も国公立とは比較にならないほど派手であるのでこれまた金がかかる。卒業しても国家試験に落ちれば医師国家試験予備校（実在して繁盛している）の費用に大学受験予備校とはケタ違いの金がかかるし、卒業後も自立した黒字生活にはなかなかならない傾向が強い（まわりの皆が無給でもいいと言っているのに自分だけ給料をくれとも言いにくい）。

結論としては私立医大には経済的に充分な余裕のある（親が一億円を用意できる）人に進学を勧めたい。各医大とも偏差値の高い学生を求めて特待生を入学させているがこれはしょせん国家試験合格率を上げるための経営政策的なものでしかなく、ギリギリの経済状況で入学したのでは学生の時でも友達付き合いがミジメそのものだし（一緒に飲みにも行けない）、卒業してからも似たような状況はずっと続くからである。

医師になるのに金がかかるのはわかったとして（そもそも医学教育には莫大な金がかかるものであり私立が高いというより国立が安いともいえるのだ）、これからの時代医師になるのに金をかけたとして一体元はとれるのだろうか。私のまわりでも時々この点については話題になるのだが、少なくとも一億円かけて私立医大を出た場合は実家が前途有望な病院でどうしても後継者が必要な場合以外は投資に見合った成果は得られない（収支決算は赤字）という結論になる。損か得かで医学部進学を考える場合は私立医大への進学は極めて限定的なものとなろう。元をとりたい人の多くは国公立を狙うことになるのだ。

しかし、損得抜きで医師を目指しかつ経済的にも問題無い場合は私立医大への進学もまた良いものだ。私のまわりで知る限り私立医大の人というのは性格の良い人も多い。国立の、なかでもいわゆる高偏差値エリートという人種は常に他人との競争に打ち勝ってきた人々であり、一緒に協力して何事かを成すというよりは個人主義的な人が多いのではないかと感じる。だから経済面さえクリアできれば積極的な選択として私立という環境を選ぶのも良いと思う（特に伝統ある名門私立は素晴らしい面も多い）。

国公立と私立では明らかにカラーというかキャラクターが違うと思う。それを片方はギスギスして片方は温かいと思うかそれとも片方はバリバリで片方はぬるま湯であると思うかは各人の勝手だが…。

第六章　医師はほんとに高収入か

あなたは、「無給医局員」という言葉をかつてどこかで聞いたことがあるだろうか。はたまた、「無給」という意味が真に理解できるであろうか。しかし、われわれの世界ではこれは昔からなぜか当然のことなのである。

そもそも、大学病院にどうしてあんなに沢山の医師がいるのか不思議に思ったことはないだろうか。彼らのすべてが給料をもらっているとお考えか。

例えば、小児科なる一つの科があったとして、給料が出ているのは教授以下十名内外と思ってほぼ間違いない。となれば他の医師はすべてアルバイトもしくは仕送り等で食べている（大学からは給料の出ていない）人々ということになる。

古くからの伝統ある大学では百人もの医師が在籍している科（医局）もあり、給料どころか研究生という身分のために逆に医局費を払っている者さえある。

医学部は六年の学生生活を送るので、最も早い場合は二十四才で医師となる場合もあるが、一般的には、浪人・留年・卒業延期・国家試験不合格・さらには他大学を卒業したり一旦就職した後に医学部に入学等色々な理由により二十代後半以降に医師となる場合が多い。ただでさえ一般の大卒に比べて経済的な自立が遅れるのに、医師になって無給とは信じられない人も多いのではないだろうか。

昭和四十年代の前半にいわゆるインターン闘争があって（内容の詳細については本章では割愛するが）、それまでの「医学部を卒業しても一年のインターン研修を終了しないと医師になれない（国家試験の受験資格がない）」という給与も身分も不安定なインターン制度が廃止されて、直ちに医師になれるかわりにその後二年はなるべく昔のインターンに相当する研修医生活を送るべく務め、研修医の二年間に関しては給与を保証するという制度が生まれた。

しかし、その給与の金額たるや、研修施設として指定された国立病院や国立大学病院で研修してもアルバイトなしでは生活が苦しい額で、私立大学病院にいたってはせいぜい月数万円である。そして三年目からは何の保証もない…ということはすなわち無給なのである。そして、研修指定施設たる大学病院や国立病院以外に出た医師にいたっては、一年目から（もしも出先に有給のポストが無ければ）給与の保証は何も無い。医師を一人前に養成するのには数年から十年の研修期間が必要であるというコンセンサスは確立しているのに、数だけは第三章でも述べたごとく大量に養成しておいて、卒後教育における予算措置という大切なフォローのなんとプアなことか。最近ようやく研修医のアルバイトを禁止する見返りにその期間きちんとした給与を払うという案の検討がなされているというが…。

かくて、若手医師は卒後数年から十年は無給であることがこの世界では当然視されており、当初の二年間だけ薄給をもらっても実態はほぼあいかわらずの無給といってよい。内科・外科など医局員が多い科では十年目でようやく有給助手となってそれを出世と認識しているのだから金銭面では全く割が合わないの一言に尽きる。

医療行政サイドも、医師はもともと家庭が裕福で経済的な心配をする必要が無い人か、さもなくばせっせとアルバイトをしてお金を稼ぐ人であるという前提に立っているのだろうか…。

医学部紛争以来、卒後教育についてもカリキュラム面等ではかなりの進歩がみられたのは事実である。しかし、卒後研修の先進国とされる欧米と大きく異なる点は研修期間中の経済的な保障と身分保障である。日本においては両者いずれもが大きく立ち遅れており、抜本的な改善は予算面とのからみもあってなかなか難しいといわれている。したがって、研修中も親の仕送りに頼るかアルバイトをしながら研修するかという状況であり、ある意味では大変不健全といえる状況である。しかし、大学の医師等はこの状態に慣れてしまっているため違和感を感じない人も多い。給料が無いのは修行中の身分だから当然であるとする考えはきわめて日本的で、相撲部屋などの徒弟制度にもこれと同じ状況を感じる。

かくなる状況が放置され続けているうちに、医学部に進学する学生の家庭は裕福である割合がどんどん増えているとのことらしく、国立大学の医学部においても父母の収入の面から奨学金をもらえる資格のある学生が昔よりも大幅に減っていることがその事実を裏付けている。

しかし、私立の医学部の教育に費用がかかるのは百歩譲ってしかたないとしても、かりにも国立大学においても社会の経済的強者である金持ちの子弟が有利に一人前の医師になれるとしたら、それは病人という社会的弱者の味方であるはずの医師の人格形成においてはたして好ましいものなのだろうか。医師をエリートや金持ちの世襲制の職業にしていいものなのだろうか。いちばん怖いのは、「これだけの費用を教育のために投資したのだから多くの経済的見返りを得て当然である」と考える金権体質に医師の大多数が染まってしまうことであり、巷で医は仁術か算術かなどといわれているが、まず、仁術をほどこせる環境を行政面で整えることであろう。

通常の企業に就職した場合は常識的には入ってからやめるまでずっと給料がもらえるものであるが、現代の医師の経済状態とはかかるごとくある意味では異常な浮草稼業なのである。

これまでの医師不足の時代にあっては大学医局に在籍していれば医局の紹介で高報酬のアルバイトが可能で、週一～二回のアルバイトによりさして生活には困らなかった。

半日三万円・一日六万円・夜勤（当直）四万円などのアルバイト先が民間病院を中心に数多くあったため、条件の良いものを選んで他を切り捨てるということも簡単だったし、病院としても切られては困るので競って良い条件を提示して医師を確保しようとしていたのである。このような状況の中では、若手の医師であっても週十万・月四十万という皮算用が簡単に出来るのであった。

しかし、大学の医局生活というのも、その経済的基盤は民間病院からの搾取によって成り立っていただけで、もともと極めて不安定なものだったのである。

大学の医師がアルバイトにより高収入を得ていたのはたかだかここ二十～三十年に過ぎなかった。これは医師の需要に供給が追いつかないことによる医師不足というバブルが生んだ一時的現象なのである。

例えば、一時期羽振りの良かった歯科医師も、医師よりひと足早く過剰時代に突入したが、そのアルバイト収入なども医師より格段に安い。しかし彼らも今更転職も容易でないので我慢しているのである。私にはこれが医師の将来の姿とダブって見える。

現在の勤務医の年俸の標準は、比較的条件が良いといわれる民間病院にあっても就職情報誌等によれば若手で六〇〇〜八〇〇万、一本立ちした中堅で一〇〇〇万〜一八〇〇万、院長クラスで二〇〇〇万といったところである。

これを見ると一見良い給与に見えるが、問題は現在一八〇〇万とか二〇〇〇万とかの高給を支給されている医師の大半が昭和四十五年以前に入学した「団塊前」の世代なのであるという点にある。

ただでさえ医師は稼げるピークの期間が短いのに加えて、これからの若手がこのような収入を得ることができるかはきわめて疑問である。第三章でも述べたごとく昭和五十六年から医師の給与は「昇給なし」という方法で実際は減俸が続いているし、これから医学部に入学した人が二十年後に中堅から院長適齢期になった頃には若手との給与格差はかなり縮小している可能性が高い。

僻地の市町村の診療所においてはかつては極端な医師不足のため三〇〇〇万円〜四〇〇〇万円なんていう法外な年俸を支払っていたケースもあったが、これも医師不足が解消されつつある現在徐々に是正が進んでいる。通常は医師の交代時に是正をしていたのだが、長期勤務の医師に対しては強引に減俸を申し出てトラブルになったケースもあるという。

若い人々は意外と思うかもしれないが、大学を普通に出てある程度以上の企業に勤めたサラリーマンの生涯所得はなんと平均で約三億円にもなるのである。一〇〇〇万を稼いでも、それを三十年間続けないと三億円にならないわけだが、サラリーマンが二十三才で働き始めれば、定年の六十～六十五才まではなんと四十年間も働けるのである（たとえリストラで転職したって結局は四十年働くことに変わりない）。

だから平均賃金七五〇万円でも単純計算で三億円に届くし、七〇〇〇万の人でも実は退職金もあるし第二就職の斡旋も組織的にルートが出来上がっているし、年金もしっかり厚生年金が支給されるので三億円は楽勝なのである。現在医学部に合格している偏差値の人はバブル崩壊による影響はあれどもこの程度の待遇の企業に入社することはわりと簡単である。大きな企業は給与以外の給与つまり社宅（タダ同然で借りられる）、福利厚生施設（企業が持っている従業員のための保養所など）、社内預金（利息が高い）、社内融資（利息が安い）なども大変充実している。

年功序列終身雇用制度の清算過程にある現在、雇用不安が深刻なのは高給の割に生産性が低下したいわゆる団塊の世代なのであって、読者の世代の雇用は実は保証されている。現在は老人一人を労働者五人で養っているが、なにせ二〇一〇年にはこれが労働者二人となるのだ。その時点でも三十代の貴方はイヤでもずっと働かされ続けることだろう。

現在、開業医の生涯所得は六億円ともいわれている。これは確かにサラリーマンよりも多い。これからの医師にもこの条件があてはまるならたしかに医師は高収入を期待できる職業といえる。しかし、別章で述べる如くこれからは世襲でもない限り開業は難しいし、たとえ開業しても経営環境は以前に比べて格段に悪くなっている。私だってこんなに稼げる自信はない。

そこで勤務医はと目を転じてみると、果たしてサラリーマン並みに四十年以上も稼いでいられるだろうか。私の推定では約十年は短いと考える。仮に四十年対三十年としても医者はサラリーマンより年収で三割以上多くもらってトントンという勘定になる。

さらに、税制もサラリーマンに有利である。詳しい説明は省略するが、通常のサラリーマンの生涯を想定して各種のサラリーマン減税が実行されるため同じ生涯所得の医師に比べてサラリーマンの税金は安いと思われる。

医師は若いころアルバイトで稼ぎまくっても、独身だとタップリ税金でもっていかれるし、厚生年金をかけていないと税金は高くなるし年金は安いしとろくなことがない。

収入が年度ごとに不安定であっても、突出した年度と無給の年度を平均してもらえるわけではなく突出した年度は累進課税で徴税されるのである。さすがに浮き草稼業の最先端（？）をゆく作家などの原稿料は累進課税を免れるが、医師にはそのような恩典は無い。

開業医に退職金が無いのは当たり前だが、勤務医においてもまともな退職金をもらえない人が多い。

そもそも退職金というのは、職員の定着率を高める狙いもあって、長く同じ職場に勤めれば勤めるほど多い金額がもらえるようになっている。そして、通常のサラリーマンは退職の時点でこれを老後対策の資金として受領し、これにかかる税金も長く勤めていたほど安くなる仕組みなので、昔なら家一軒でも買ったものである。

現在、四十年勤めて定年になったとして民間で二〇〇〇〜三〇〇〇万、公務員で三〇〇〇〜四〇〇〇万といった金額がほとんど手取りとして支給されるのである。

勤務医の場合、大半の医師は同じ職場に四十年も勤めない。医局の人事で、民間・公務員・無給・研究生など各種の身分を転々とすることが多く、一つの職場に継続して十年いたらいい方である。ましてや二十年・三十年などそうあるものではない。しかし、退職金は長期勤続でなおかつ定年退職でないとほんとに安い。転職というのは自己都合退職なのだから、定年退職よりも不利な扱いを受けるのである。だから、老後の資金は自助努力で貯めなくてはならないのだが、厚生年金はまともに掛けてなかったり、せっかく税制上優遇されている退職金もまともに受け取れなかったり、はたまた年収に突出した年があるとガッポリ税金をもっていかれるし…とまあ、なんとも効率の悪い稼ぎ方なのである。

最近クローズアップされてきた年金問題も微妙な影を投げかけている。そもそも年金なるものは世代間扶養といって、若者○人で老人○人を扶養するという性格のものであるわけだが、これからの老人社会において若者の負担は増大するので、扶養を受ける資格のある老人の条件もより厳しいものとなっていこう。なにせ二〇二〇年には六十五才以上がなんと人口の四分の一を占めるという時代になるのだから…。あなたはそのころいったい何処でなにをしていることだろう。

具体的には厚生年金を長く掛けていた人（つまりサラリーマンを長くやっていた人）に重点限定優先的に支払われざるを得ない状況になっていくわけで、大ざっぱにいって最低でも二十五年以上掛けていないとまともな年金はもらえない状況となっている。

たしかに、二十代前半でサラリーマン生活に入った人は、定年までにはこの条件をクリアできるので大丈夫なのだが、医師の無給時代は厚生年金の掛け金は払っていないので（せいぜい国民年金の掛け金程度）、十年の無給時代（大学院生活なども含む）プラス海外留学なんぞの数年間を送った日には四十才を過ぎて年金を掛け始める人なども出て、その人の掛け金はほとんど掛け捨てに近い状態になったりする。

これからもサラリーマンに手厚い年金制度が続くと考えられるので、太く（細く？）短い医師生活は年金政策の一点をとってみても切り捨ての対象となる可能性が高い。

開業医はさすがに年金についての問題意識を持って、はやばやと医師会の年金制度などを発足させているが、勤務医はこれの対象外であり（開業医は事業所得なのに対し勤務医は給与所得なので）、さりとて今更新規開業は大変難しい。つまるところ乗り遅れているのである。高齢化社会における年金問題はいかに深刻か若い人には想像出来ないかもしれないが、経済的な基盤の無い老後というのは悲惨なものとなろう。

プロ野球選手の収入を高いという人もあれば安いという人もいる。一見高いように見える彼らの収入はある意味で医師と似通った部分がある。つまり、単年度に収入は多くても生涯収入は意外と少ないということである。

日本の累進課税制度のもとでは、「細く長く」働くほうが手元に残る金額は絶対に多くなるのである。日本の諸制度にのっとってお金持ちになるには、個人事業主つまり事業を起こすしかない。医師でいえば開業しかない。しかし、これに乗り遅れた人は、平均的なサラリーマンとなることによって小金持ちになることは出来る。平均的サラリーマン集団はその数が多いために、票の欲しい政治家にとっても無視できないからである。しかし、勤務医やプロ野球選手の生活については政治家も考慮しないだろう。その数も少なく、献金もなく、圧力団体にもならないのだから…。

第七章　医師優遇税制についての誤解

医師は高収入（お金持ち）だという世間の評判がある。しかし、その実態は詳しく知っておく必要がある。すなわち、あなたが医師になったとしてお金持ちになる可能性はどのくらいあるのかという点は極めて重要だからであり、そのお金持ちとみなされるシンボル的な医師優遇税制なるものも知っておく必要があると思われるからである。

結論から言えば、医師優遇税制という言葉は非常に誤解を招きやすい。それは、この税制の対象となっているのが「開業医」であって、現在医師の多数派を占めるに至った勤務医は全く対象外であるからである。正確に「開業医優遇税制」と呼ぶべきであり、実際に病院勤務医は税制についての優遇を受けているものであると誤解されて困っているのである。

勤務医はすべて給与所得者つまりサラリーマンとして、累進課税（所得が増えるほど税率も高くなる）の適用をうけており、何も税制における優遇措置は無い。「クロヨン」とか「トーゴーサンピン」といわれる現在の税制において最も確実に所得を補捉されている分野の職業なのである。現在日本には約四三〇〇万人のサラリーマンが働いており、その九割以上が所得税を納めている（一人平均年間約三十万円）。

勤務医もこのガラス張り集団の中にあって、所得をほぼ完全にお上に把握されている。よく考えてみるとこれは全く不利な状況であることがわかる。医師は他の職種よりも所得を得始める年齢が遅く、といって勤務医は他の職業より定年が遅いわけでもないので（肉体労働なのでかえって早いかもしれない）、実働年数は少なくとも多い方ではない。

単年度に多く稼いでも現在の税制は累進課税なので手取りはそう増えない（現在の税制は細く長く働く者に有利にできている）。

他職種でこれを極限化したモデルは例えばプロ野球選手や芸能人などがあるが、彼らも生涯所得の大半を短い年数で集中的に稼ぐためこの累進課税の影響をまともに受ける。

そこで彼らは給与所得という形式をとらず、個人事業主として球団と契約したり節税会社を作ったりして所得の目減りを防いでいるが、勤務医はこの節税法も認められているわけではないので、ただひたすらに正直に税金を払うしか道は無い。せいぜい実行するとしたらサラリーマンの唯一の節税法ともいわれるワンルームマンション経営くらいしかなかったのが実情である。

よって勤務医の生涯所得に占める税金の割合は同程度の生涯所得のサラリーマンと比べてかえって高い可能性さえある。少なくとも、何らの優遇も無いのである。

医師優遇税制がどうして始まったかも説明しておこう。話は第二次世界大戦直後にまでさかのぼる。戦後の混乱期であった昭和二十年代は経済もまた混乱しており、健康保険料の滞納も多いという緊縮財政のもと昭和二十三年以来医師の診療報酬の値上げは行なわれず放置されたままになっていた。更にまた当然、医師への診療報酬の支払いも遅れがちであった。

この時代は失業者も多くいわゆる労働争議が頻発した時代でもあり、昭和二十年代も後半に入ると各地の医師会においても保険医総辞退騒動などの労働争議が頻発する事態となった。

昭和二十六年の暮れに、武見太郎（GHQと対立してこの時点では医師会副会長職を退いていた）は吉田茂首相邸で池田勇人蔵相と会談し診療報酬の値上げを訴えたが、池田は財政危機を理由にこの案を退け、そのかわり税金を安くするという手段で医師会を納得させてはという対案を提示した。この案で両者が合意したことにより、武見の根回しによって吉田首相と谷口医師会長の会談が実現し、医師の優遇税制が政治の議題となったのである。

その結果として昭和二十九年十二月に医師優遇税制が国会で成立した。その内容は保険から医師に支払われた報酬の七十二％は必要経費として課税の対象からはずし、残りの二十八％に対してのみ課税するというものであった。

現代の貨幣価値で具体例をシミュレーションしてみればその実態が理解し易いと思われるが、例えば年間の診療報酬が四〇〇〇万円の医師は、まずその七十二％の二八八〇万円を経費として除外し、残った一一二〇万円に対して税金がかかる。実際の税額は各種の条件や時代とともに変遷はあったものの、所得税と住民税をあわせても二〇〇〜三〇〇万円に過ぎない。もしも給与所得者つまりサラリーマンが四〇〇〇万円の収入があった場合には、半分以上を税金で失ってしまうのである。

この優遇税制のそもそもの制度化の原因は診療報酬の安さや支払いの不安定という昭和二十年代の社会情勢を背景とした緊急避難的なものであったのだから、その後日本が高度経済成長期に突入して医師が貧乏でなくなってからはこの税制はすでにその歴史的意義を終えていたはずであった。

しかし、一度つかんだ利権は死守したいと考えるのは日本医師会もまたしかりであり、政治的圧力等を利用してこの制度を長期に存続させることに成功したのである。

高度成長期に医師が金持ちになれたのも、診療報酬がいかに増加しても税金のことはほとんど考慮しなくてもよいというこの優遇税制によるところが非常に大であった。

多くの人がこの制度の矛盾を指摘してはいたが、なかなか改善される兆しはなかった。それはまた、医師会長に君臨する武見太郎と厚生省との力関係の現われでもあった。

しかし、昭和四十九年に大蔵省から改正案が提示され、昭和五十三年には当時の福田首相が「昭和五十四年度には医師税制を是正する」という国会答弁を行ない、昭和五十三年十二月の大平内閣成立後直ちに自民党税調は医師税制改正案を決定した。

改正された税制の内容は、従来の七十二％控除は診療報酬二五〇〇万円以下の場合に限定し、それを超える部分については五段階に小刻みに控除率を下げ、五〇〇〇万円を超える部分については五十二％とするというものである。

その後税制はこのまま物価スライド措置を行なわず据え置かれた。よって、十数年を経るうちに物価の上昇とともに貨幣価値も著しく変化し二五〇〇万円以下の売り上げの開業医の比率は減少してゆき、七十二％控除の税制はだんだんと崩壊していった。

一方で、実際の経費率を七十二％に近づける努力も並行して行なわれ、薬の定価（薬価とよばれる）は物価の動きと全く反対に段々と下げられていった。薬の定価がかなり下がって製薬業界が悲鳴をあげはじめてからは今度は検査の定価も同様に下げられつつある。薬価（二年に一度価格変更が行われる）だけを例にとってもその下げっぷりたるや最近の十年間でなんと半値以下にまで下げた（同じ時期に海外では当然値上がりした…英米では二倍以上・フランスでも物価上昇分は値上げしている）。世界的に医薬品の価格を抑制しようとする傾向はあるものの、下がり続ける国は日本だけである。いかにそれまでの薬の値段が笑いが止まらないほどのバカ高値で金の成る木であったかということをこの事実が証明しているのではなかろうか。そして薬価の下げほど仕入れ値段は下がらなかった…。

つまり、一律七十二％だったみなし経費率を下げられ、実質の経費率を上げられた結果医師の税制優遇も崩壊に向かった。

医師の中には実際の経費率が優遇税制のみなし税率を上回った結果、きちんと帳簿をつけて実際の経費を申告する動きさえも出てきた。

ここで注目すべき動きは「一人医療法人制度」である。従来は「医療法人」を設立するには医師が三人必要であり、病院ならいざ知らず個人開業医には縁の無い話であった。もちろん、医師が子供を医師にしてその配偶者も医師を選ぶなどという手段を用いれば可能ではあったが…。

医療法人にした場合のメリット・デメリットはかなり税務の専門的な話（相続問題まで　からんでくる）ので詳細を省くが、重要なことは税金が法人税となるので、経費を実額で控除した残りに対して法人税（約四十％）がかかるということなのである。

重要なことはこれは累進課税ではないという点にある。医師優遇税制においても、七十二％を引かれた残りの二十八％に対しては累進課税だったのだが、七十二％が実質的に崩壊した以上、法人税に切り替えることにメリットが生じるケースが増えてきたのである。

更に、行政当局が三人を一人という具合に人数制限をゆるめ、法人化の審査の簡素化等開業医の一人法人への移行を積極的に支援し始めた。よって今後は開業医は法人であることが普通となる可能性が高い。

しかし、問題なのはなぜ「一人医療法人制度」なのかということである。開業医は目先の利益誘導が効いてどんどん法人化していく。こうして既存の開業医のほぼすべてが一人法人に移行した時点で、新規に開業したい医師はどの様な扱いとなるのであろうか。

表面的には自由開業という形は残るかもしれないが、経営的に法人の方がはるかに有利となっていた場合、実質は法人化の審査を受けなくては開業できなくなる。第十三章にて詳しく説明するが、いわゆる地域医療計画によって既に病院の開業は実質的に行政のコントロール下におかれた（事実上は新規開業は禁止となった）。

一人医療法人制度の意図するところは、診療所規模の個人開業医でも公的法人とすることにより行政のコントロール下におくことに最大の主眼があるのではないだろうか。地域医療計画においても、実際は既存の病院はすべてその存立を認められ、新規開院が事実上凍結された。この延長上に一人医療法人があるとすれば、既存の個人開業医の一人医療法人化がほぼ終了した時点以後の法人審査がどのようなものになるかは興味あるものである。

少なくとも地域医療計画においては、早い者勝ちとなって新参者は乗り遅れた。貴方が医学部に入って六年後に医師となって、一通りの修行を終える平成二十年代には医師数は更に増加している。その人達が自由に開業できる制度がその時点で存在しているかどうかは全く不明である。

なにせその頃の日本は老人社会への道をまっしぐらに突っ走る途上にあって税金や健康保険料を支払ってくれる労働人口の割合が大幅に低下するのだから、国家の倒産を防ぐ為に行政は膨らむ一方の医療費をあの手この手で削ってくる可能性が高いからである。

自由に開業して診療してそのかかった費用をすべて保険から支払ってもらうという制度がすべての医師に認められる時代はいつまで続くかわからない。なにせ、日本の医療の歴史の中でたかだか四十年程度続いたに過ぎない制度なのだから…。

第八章　医師の生活の実態

医師と結婚したいという女性が多いそうだ。結婚紹介ビジネスにおいてもかなりの人気職業となっているらしい。しかし、その理由は一体何なのだろうか。大半は「高収入で社会的地位も高い」ということが動機なのであろう。しかし、私個人としてはこの種の女性はとても怖い。「金の切れ目が縁の切れ目」という殺伐とした気分になる。

多くの医師が結婚相手としての異性に望んでいる条件は、職業の特殊性に理解があるということなのである。

医師の収入が高いのは嘘ではない部分もある。しかし、それはサラリーマンの給与と違って毎年毎年ほぼ確実にベースアップしていくものではなく、激しいアップダウンに見舞われることも稀ではない。しかも、他の職業と全く異なるところは、給与が高いのが良い職場の条件とは限らず、良い職場としてあえて無給の立場に身を置くことすらもあるという一種独特なこの業界の状況なのである。

また、医療の世界は原則として二十四時間体制となっている。ということは、真夜中であろうとも必ず誰かが起きて仕事をしていなければならないということになり、当然の如く多くの医師は「当直」つまり夜勤をしなくてはならない。現在、看護婦不足が叫ばれ、養成すれどもすれども次から次へと退職してしまうのはこの夜勤の非人間性・不健康性が主たる原因にある。

しかし、我々医師から見るとこの夜勤の非人間性・不健康性はそのままそっくり医師の勤務条件にもあてはまる。

確かに一か月当たりの医師の当直回数は看護婦より少ないのが一般的ではあるが、そのかわり医師には「当直明け休み」つまり代休は無いのが一般的である。簡単に言えば、徹夜をした後であっても眠いのを必死に我慢し翌日も通常のハードな勤務をこなさなくてはならないのである。徹夜でなくても、起こされたり寝たりを一晩中繰り返せば体に良くないのは似たりよったりである。

何も知らない世間の人々は、医者が病気になったりすると「医者の不養生」などと勝手なことを言うが、医療人全てが昼間しか仕事をしない健康的な生活を送ったとしたら医療は成り立たなくなってしまうのである。この世界で過労死せずに生き残るには、出世して人事権を得て部下にせっせと夜勤をさせて自分は夜フリーになるしかないという過激な意見を述べる者さえいるが、あながち嘘とも言い切れないほど現場はハードなのである。

「患者の奴隷」化している。「主治医制」というのも日本の医療水準を保っていると同時に医師の生活を

患者の治療に対する責任のすべてを一人の医師で背負うのであるからして、患者に何か医療行為が必要な状況が生じた時は夜中であろうが休日であろうが私生活のすべてに優先して病院にかけつけなくてはならない。一部の老人病院や精神病院を除いては患者の臨終に立ち会うのは当直医でなく主治医であるという風潮はごく当然のこととなっているし、ましてや患者の容体が急変した場合、直ちに駆けつけなかった医師は（勤務時間外ということは理由にならない）それによって患者がこうむった不利益によって訴えられたら必ず負ける。

主治医制がある限り、医師（病院勤務医）に確実に保証されたプライベートタイムは無い。多くの医師は彼女とデートする約束をすっぽかさざるを得なくなった経験や、家族サービスをキャンセルせざるを得なかった苦い経験を持っているのである。看護婦勤務は夜勤が多く大変であることは述べたが、彼女たちには「申し送り」という制度が確立しており、勤務時間以外の自由は保証されている（主治看護婦などという制度はごく一部の例外を除いては存在しないからである）。

医学部に入った人の中には、このような非人間的な勤務を回避する手段として、生死にあまり関係なく緊急も少ない診療科（眼科・皮膚科などがこれにあたる）を志向する人々が昔からあった。そして、最近はそれらの科の希望者は増加の傾向にあるようである。

また、麻酔科も特殊な勤務（集中治療室等）が無い限りは患者を継続的に受け持つ必要がない（手術時間中の麻酔管理・生命維持に対してのみ責任を負うだけであり、手術後の責任は主として主治医たる外科医が負うのである）のでサラリーマン的な勤務に近いという感覚で志望する人も多い。

しかし、すべての医師が眼科医や麻酔医になったら日本の医療は成立しない。医師の雇用定員（就職口）も内科・外科等生死を扱う科が大半である現実は少しも変わらない。かくて、医師の大半は生活のすべてを仕事に捧げて毎日を送っているのである。

医療の高度化とともに現在は少数派となってしまった開業医にしてもそれはそれで結構大変である。通常は医師一人であり交代で休むことすらできないから、特に産婦人科などでは開業して以来二十数年間で近郊に日帰り旅行一回行ったきりなどという人までいる。患者の医療に毎日二十四時間責任を負っているプレッシャーはやはり大変なものである。

最も平均的な病院勤務内科医の像は如何なものだろうか。

研修医時代の病院に寝泊まりするほどの殺人的なスケジュール（研修医で朝の採血当番等になれば仕事開始は午前六時になるのだ）の時期を過ぎても本質的なハードさはあまり変わらない。

病院勤務医の朝の始まりは一般の会社員に比べてさほど変わりは無いと思うが、一旦業務を始めるとそれはそれは大変である。午前中に外来診察を行なうにしても検査等を行なうにしても、病棟に患者を受け持っている場合が多いのでまずひととおり病棟を回ってからになることも多い。大学等では患者についての検討会（カンファレンスと呼ばれる）などを勤務開始前（もしくは夕方など勤務時間外）に行なうので、朝飯を定時にきちんと食べそこなう医師もかなりいるはずである。

回診後一旦午前中の業務を開始したらこれもまた大変である。外来診療というものは原則として「受付時間内に来院した患者はすべて診療する」ことになっているからたとえ最後に受け付けた患者が午前十一時に来院した患者であっても二時間待たせてやっと診察の順番が来たりして結局検査やら何やらすべて終わるともう午後の仕事の時間に食い込んでしまっていて昼飯抜きなどというケースも結構普通である。昼休みの時間になれば患者を待たせておいて一旦食事などという労働者的パターンが許されている病院などというのはあまり見たことがない。また、外来というのは主治医への御指名外来だから昼休み時間がきたら他人と交代できる性質の仕事でもない。おまけに病棟患者の急変などは医者の都合に関係なく飛び込んでくるので業務が泥縄になるのはごく日常的なことである。

したがって多くの医師は自ら計画的に行動するのを次第に好まなくなり（計画しても計画どおりにいかないから）、とにかく降って沸いた目先の仕事をガムシャラにこなすパターンの人となる（趣味を持ちたいなどと嘆いている医師も多いし、たとえ持った気になっている人でもそれはささやかなものである）。そして、いくらその目先の仕事が膨大になっても原則として翌日に持ち越せないのがつらい。また、世の中には仕事が出来る人は早く済ませて帰れるという業種もあるのだが、医師は早く済ませても早くは帰れない。かといって時間を切り売りしている仕事のように定時にきちんと帰れるわけでもない。結局のところ遅くまで病院に居残っている人が多いし、受持ち患者の容体が不安定だったりして結局帰りそこねて泊まっているケースもさほど驚くことではない。残業手当てがわずかにつく病院もないではないが、手当て欲しさに居残っている医師など見たこともないし休日出勤したからといって手当てを要求する医師もあまり見たことがない。

外科医もハードである。手術はテレビなどで見るとカッコいいし、新聞報道などで「〇〇医大で十数時間の難手術が実施された」などというとつい「スゴイな～」などと思ってしまったりするのだが、実態はそんなきれいごとではない。

本来長時間緊張しっぱなしで食事もとらずトイレにも行かず頑張っているのはとても大変なことである。もし野球の試合を十時間もやられたら選手はグッタリだろうし、学校の授業だって朝の九時から一日中休憩なしのぶっ通しでやられたら教師も生徒もたまらないであろう…。しかし、外科手術にはそれに似たような場合がごく日常的にある。

手術は短い時間で済めば済むほど出血等のトラブルを回避できるから手術中の休みは不可であるし、かといって手術は最初に制限時間ありきではなくて目的を遂げるために必要な作業はすべて行なわなければならないのだから結構長時間手術は多い。盲腸手術程度ならば一時間程度で終わるが、癌の手術などはリンパ節郭清などという面倒な作業が欠かせないので必ずや昼飯は食いっぱぐれることになる（場合によっては晩飯も）。途中で医師を交代すればいいではないかというのも実際この仕事も始めてみると極めて非現実的であることがわかる（手術などというものは所詮他人に途中から引き継げる性質の仕事ではない）。かくて外科医は休まず食わずトイレにも行かず手術が終わるまで延々と頑張るしかないのである。これを毎週やっていればカッコもへったくれもない心境になってくる。

そもそも人間は二〜三時間頑張って働いたら休んで食べる動物なのに手術というのはそう都合よく出来ていないのである。外科医の世界では「とにかく朝飯だけはしっかり食べておけ」という話がある。つまり一旦手術を始めてしまえばその後については全く保証が無いのである。早死にしたり病気になったりする外科医も結構多いが、ある意味では当然ともいえる労働条件なのである。

食事だけではない。心臓外科の手術などは手術した後も大変なのである。心臓の場合は急変したらあっという間である。特に、手術して一〜二日は極めて危険な時期であり、五分や十分が待てないのだからこれはもう家に帰らないで患者の横に寝るしかない。私は心臓外科の研修医をやったが、手術後二十四時間は寝ずに患者の横で観察することを指導されたものだ。脳外科も大変である。ごく簡単な手術は別としてまずほとんどの手術は一日仕事と見てよい。

毎週いくつも手術をするのは大変だから月に二〜三にしておけば大丈夫だなどと甘い考えをおこしてはいけない。外科医の世界も競争であり、数を経験した医師ほど上達する。忙しくて腕のいい医師の技術レベルが医療水準となる以上、腕も中途半端で数もこなしたくないなどという医師は医療現場の邪魔者でしかなく、もはや外科医として存在が許されなくなってしまう。競争に参加した以上走り続けるしかない。

日本人の多くが「月月火水木金金」で働いている時代はまだ良かった。「他の仕事だって忙しいじゃないか」と考えて納得することもできた。しかし、現在ならびに将来の日本人の労働時間は確実に短縮の方向に向かっており、学校が週休二日になってしまうのも時間の問題であろう。

これからの日本人は仕事一本ではなくて、仕事とプライベートとの調和を目指して生きてゆく時代がくる。終戦後の「生きる」ために必死に働いた時間は昭和で終了し、平成以後の日本は「人間的な生活を送る」ために働くことになる。しかし、医療界は最後まで取り残されることは間違いない。現在の「年中二十四時間無休体制」をやめることは出来ないからだ。週休二日時代になっても三日時代になっても医師は依然病院と患者に拘束され続ける日々を送ることになろう。

某紙の調査によれば二十代・三十代勤務医の半数近くもが一日十一時間以上の労働時間であり、週休日数一日以下の割合も開業医の四割強・勤務医では六割近い（若手では七割以上）。一週間以上の長期休暇無しの割合も若手勤務医を除いては六割以上となっておりまさに二十四時間戦えますかの世界なのである。

看護婦の場合は退職に伴う不足という現実がおきているので、待遇改善のために勤務体系改善や給与改善等の手段が時代とともに実施されていくことは間違いないが、医師の場合は昭和五十年代から始まった毎年一万人近くにものぼる大量供給のおかげで、どんなに待遇が悪化しようが辞めるに辞められない（多くが男性だから）医師が溜まってしまうので、もしも待遇改善などを叫ぶ医師がいたとしても、それはただ単に職を失うだけに終わる可能性が高い。いつの世も、人材が不足しているグループに所属していれば大切にされるが、余っているグループに所属していては二束三文にしか扱われないのが現実なのである。

人間が真に豊かな生活を送るということは、充分なお金とそれを使うために充分な時間との両方が必要であり、休日増加の世の流れはまさにそれを反映したものである。

しかし、医者には仕事以外には時間は無いのだから、仕事そのものが好きでなかったら全く人生はつまらないものになろう。本書の中でたびたび指摘する「医療という仕事が本質的に好きでなければ医者にならないほうがいい」という意味はそこにあるのだ。お金はある程度手に入るかもしれないが、それを人間らしく使う時間は無いのだ。医者が外車等身のまわりの高級品に投資するのは、それしか収入の目に見える形での有効利用法が無いからである。

過去において一時的な制度の歪みのために医師が高収入な時代があり、世間もまたそれに注目した。しかし、そのころとて医師には金はあれど時間は無かった。

そしてこれからは金も割りに合わないし時間も無いという状況へ刻々時代が変化していくのである。古くはヒポクラテスの誓い、最近ではジュネーブ宣言において医療の原則は自己を捨てて患者に奉仕することであるというコンセンサスは国際的に確立しており、看護におけるナイチンゲール精神もまた同様である。金や地位を求める「俺が、俺が」という自己中心的な人種は本来医療には不適なのであり、医師法においても医師は営利を目的としてはならないという意味の条文がある。これからの医師過剰時代において、この原則にはずれる医師は段々と社会から相手にされなくなり、原理原則に正確にのっとって日々黙々と献身的に患者につくす医師が社会の評価（経済的にではない）を受けるであろう。

ついでながら医師の家庭についても触れてみよう。医師は忙しいというところまでは一般のモーレッツサラリーマンとなんら変わるところはないが、緊急呼び出しや夜勤（当直）が日常的に有るだけ家族はなおさら大変なわけである。

したがって医師の家庭においても必ずしも幸福ではない例もしばしば見受けられるようだ。単に仲の悪い夫婦なんぞはそれこそこの世にゴマンといる訳だし夫婦仲が悪くなるにはそれなりに人間性の問題があるのが一般的なのだが、医師の家庭の崩壊の場合はとても優しくて熱心に診療し患者の信頼も厚い医師が妻に逃げられたりするケースが意外とあるのである。良き家庭人と良き医師は両立しないのか、忙しい科（脳外科や産婦人科など）ほど家庭を顧みる時間が少ない為か破局に至るケースを見受けるような感じがする。

医師仲間の冗談話に「世の中で一番良い暮らしは開業医の妻である」というのがある。お金は沢山入ってくるし夫は仕事が忙しくてろくに家に居ないから世話をする必要もないので日々楽しいショッピング暮らしが送れるという生活状態を皮肉を込めて表現したものである。だから、医師は妻に開業を迫られることが結構ある。妻にしてみればどうせ夫はほとんど家を顧みないのは勤務でも開業でも同じなのだから、それならお金が多い方がいいに決まっているのである。特に開業医の娘と結婚した場合などはたとえ結婚時の条件に「家を継ぐ必要は無い」などということになってはいてもそのうち妻は開業を持ち出してくることはほとんど必然的ともいえる。本当に多くの医師は医療現場や患者と結婚しているようなものである。家庭を大事にしたい人は良い医師との両立に悩んでいる向きも結構あるのである。

3Kという言葉が最近流行している。「きつい・きたない・きけん」という3語の頭文字らしいが、最近の若者は労働力不足もあいまってこの定義にあてはまる職種には深刻な人手不足がおこっているという。

しかし、私は医療業界の現場もこの3Kがそっくりそのままあてはまる部分があると思う。きついという点についてはこれまで述べたとおりの勤務体系であるからある程度の理解はできたであろうから、他の2Kについて述べよう。

きたないというのも医療の現場はまったくこれにあてはまる。医療は生身の人間に接触する仕事である以上、とどのつまりは尿・便・唾液・嘔吐物・血液・膿などとの闘いなのである。視覚的にきたない以外に、臭いに悩まされたり、体に直接浴びたり付着してしまったりすることも覚悟せねばならない。

きけんというのも同様で、不特定多数の人々（しかも大半は病人）に血液・排泄物・汚物等を浴びながら接するわけであるから当然である。医療とは各種の細菌やウイルスが体に入る可能性がかなり高い仕事なのである。

昔から医師で結核に感染する人は多かったし、現在も肝炎などの感染症に倒れる医師は多い。最近話題のエイズでも医療従事者が仕事中の事故で感染したり発病したりするケースはエイズ先進国の欧米においてはやっぱりというべきか報告がなされている。なにせアメリカのエイズ感染者はなんと百万人に達し、二〇～四〇歳の死因のトップに踊り出ようとしているのだ（ピストル天国のアメリカにおいてはもともと外傷による若者の死亡がきわめて多いが、それをエイズ死亡が上回る勢いなのである）。今やアメリカにおいては医師の職業的危険度は警官並みとか場所によってはベトナム戦争に従軍した兵士並みと表現されている。わが国のエイズも着々と増加しつつあり、そのうち日本においてもこのような悲劇はおこることも考えねばならない。

医療従事者の放射線被爆も無視できないものがある。仕事の内容にもよるが、しばしば最善の医療行為を実施することと医療人の放射線防護は相反する関係にあることが多い。日常的に放射線を浴び続けて放射線皮膚炎をひきおこしたり、甚だしきは皮膚癌になったりするケースすらある。

この他にも手術室に勤務する人々は麻酔ガスを長期間大量に吸ってしまったりする。だから、手術室に勤務している女性の流産率などの高いことは広く知られている。

とにかく医療業界の仕事の本質は知的労働ではない。肉体労働、それもかなり酷使する肉体労働だと思ってもらえば理解を間違えないと思われる。これからは新3Kつまり「キレイ・快適・カッコイイ」の時代なのだそうである。しかし、医療現場はとてもこの条件にあてはまる職場へと改善されそうにはない。

「医者・芸者・役者」などと昔から言われている。これは医師が人気商売であるということを示しているのである。医者の多くはまるで相撲とりなみのごっつあん体質をもっており、謝礼・プロパーへのたかりその他なんでもありである。無税の収入をありがたがることも坊主とどっこいどっこいではなかろうか。

臨床の医師で患者からの謝礼を受け取ったことなど無いという医師はまれであろう。中には信念で受け取らない人もいるのかも知れないが、たいていはかかる慣習にいつのまにかどっぷり浸ってしまっている場合が多いし、だいたい「悪い」などという認識が全く無い医師も多いのではなかろうか。患者の謝礼が自発的な行為であるのならばまだいいのだが、医師が暗黙の相場をそれとなく造りあげ、支払わなかった患者に対して親身の診療をおこたったり診療に手抜きをしたりするケースも無しとしない訳だからほんとは問題なのである。私立大学病院の特別個室に入っている患者などは金持ちが多い。だから、小遣いが欲しい研修医はぐるっと一周まわって患者の御機嫌をうかがってまわるとポケットにはいつのまにやら何か入っているなどという話も語られたりするわけである。

病院において難しい手術をする場合に大学から教授を呼ぶからということで「○○万円包むように」という指示が患者になされることもある。これもある意味では謝礼の強要である。

プロパーという言葉については知らない人もあろうかと思うので簡単に説明する。病院には必ずといっていいほどプロパーと呼ばれる製薬会社の社員が出入りしている。彼らの仕事は一応医薬品の説明を医師に行なうことであるということになっている。しかし現実は全く違っている。彼らは医師に薬を使ってもらうためならそれこそ何でもする立場の販売員なのである(最近ではMRという呼ばれかたもするが実態は全く同じである)。

製薬会社は薬が処方されて消費されなければ売り上げにならないのでそのキーポイントである処方せんを書く立場の医師になんとかして取り入ろうとするのである。そんな営業活動で医師の処方が左右されるのかと一般の人は思うかもしれないが、薬なんてものは市販のカゼ薬でもわかるように同じような効き目の薬が何社からも出ているのが普通なのである。医師にしてみればどれを処方してもたいして変わらない場合も多いのだから当然顔なじみのプロパーの会社の薬をつい処方してしまうのであり、当然プロパーも処方の見返りとして各種のリベート的な利益を医者に与える。まさにギブ&テイクの見本みたいなものである。医師は通常医学部卒業と同時にプロパーの攻勢を受けて「何でもする」と言われればついタカリの意識構造になってしまう。最初はボールペンや粗品をもらう程度だったのが飲食の接待などを受けているうちに、プロパーをタクシー運転手代わりに使ったり切符の手配をさせて代金まで当然製薬会社に支払わせるという意識構造になっていく。

余談ではあるが、世の中に「先生」と呼ばれる人種は多い、学校の先生をはじめとして政治家・弁護士などはもちろんのこと、評論家や料理人や作家や漫画家に至るまでこの世はまさに先生の大安売りである。俗に「先生と呼ばれるほどバカじゃなし」という言葉がある如くまさにこの言葉には権威が無い。「～様」とほとんど同程度ではなかろうか。

医者もお互いを「先生」と呼びあう（もちろん、患者にも看護婦にも事務員にもプロパーにもそう呼んでもらうのが当然と考えている）。「○○」などと呼び捨てにしない理由は医者どうし横並びで上下関係をあまりはっきりさせないほうがお互い傷つかないからそのためにはそこそこ適当に威厳もある「～先生」が一番無難であると感覚的に悟っているからなのであろうし、新人もそのような世界に入ると当然そのしきたりに従ってしまうことになる。

医師は上下関係が厳しい職業でもある反面、その上下関係も実態は徒弟制度でしかないためごく狭い範囲（大学医局内）でしか通用しないという面も大きいのである。一般社会では例えば同じ会社内ならば所属が違っても課長より部長が偉い。所属部間の人事移動・交流も頻繁である。しかし、医師の上下関係は医局内ではほとんど絶対的である反面、一歩医局の外に出ると（科が違ったり大学が違ったりすると）かなり希薄なものとなる。

医局は現実的には会社に相当するものと考えていいし、そうなるとこれはかなりの中小企業である。中小企業で狭い人間関係をこなすにはやはり「先生」が無難なのであろう。出身医局が異なる医師が会話をする場合は一応共通の認識として「昭和○○年卒」という卒業年次でもって上下関係を探るのであるが、この上下関係は命令や強制権は持たない。

医師免許は各自に一枚で医師すべて平等である。そして医師の階級は本来研修医と一本立ちした医師の二種類しかなく、大学のように上司に学位審査権などを握られてない限りは医師には本質的に上下関係は存在していないのである。しかしそれでは医師は一匹狼になってしまって組織的な力を発揮できない。だから医局という寄り合い所帯を造ってその頂点に教授を奉り、その権威と政治力に最大の期待をするのである。医局の運営は規律がなければ保てないので「入局順」という序列が医師につけられる。そして狭い世界で「先生」達がせっせと医局の権益のおこぼれ（就職先など）にあずかろうとしている。しかし医局の世界も下克上が激しい。幹部クラス以上になると昨日の部下が同僚になったり上司になったりするのも日常的（教授選に助教授と講師が立候補して講師が教授になってしまったなどという話もあるのである）でさえある。他人の業績を盗用したり研究を邪魔したりすることもよくある話だし、まさに「油断もスキもない」状況である。

「医師・弁護士・何とやら」というくらい医師とともにステイタスの引き合いに出される職業に弁護士がある。私はたまたま身近に弁護士がいるので、その生活の実態をよく知っている。医師と弁護士どちらが魅力的な職業か私なりに比較して考察してみよう。

弁護士は医師とちがって特定の学部を卒業している必要はない。通常は大学二年を終わった段階で事実上司法試験の受験が可能となり、約半年近くにも及ぶ難関の試験を突破すれば早ければ二十一才で司法試験に合格となる。

試験に合格した人（年間の医師国家試験合格者数の一割程度）の進路は多い順に弁護士・裁判官・検事となるのであるが、その前に司法研修所に入って医師でいうところの研修医に相当する二年間の研修をおこなうことが義務づけられている（研修医のように努力目標ではない）。二年間の研修期間は給与が一応保証されているのは医師と同じである。

研修は将来の進路希望にかかわらず、弁護士・裁判官・検事の三職種の業務をひととおり研修することになる。そして、卒業試験に合格すると（ほとんど合格する）、本人の希望によってそれぞれの分野に散っていく。裁判官と検事は公務員なので転勤とか色々宮仕えのつらさはサラリーマン的なものがある。しかし、弁護士はいわゆる医師でいうところの開業に相当するものであって、開業医とならんで自由業のステイタスとなっている。

開業医と弁護士の収入の水準を比較してみよう。結論からいえばこれは医師の側に軍配が上がる。この主な原因は医師には健康保険制度があるのに比べて弁護士は依頼者から直接お金をもらうことによると思われる。医師ももし保険医療制度がなくて全ての医療費を患者から直接もらうことになれば、なかなか現在の収入レベルは維持出来ないと見込まれる。その昔保険制度がなかったころの医師は、患者に薬代や治療費を払ってもらうのに四苦八苦していたらしい。開業医にはさらに保険医療に対する医師優遇税制という恩典もあるが弁護士は事業の一つとしかみなされないから税金の面でも医師が有利である。

医師と弁護士の労働強度はどんなものであろうか。これはどちらも忙しいけれど、比較すれば弁護士の側に良好な状況を多く認める。なにせ法律の世界は原則として二十四時間制ではない。緊急裁判とかいうものはありえないのである。当然夜勤も無いし、希望とあらば週休二日にすることも医師よりはるかに簡単である。医師が患者の病気の症状によって行動を拘束されやすいのに比べ原則としてアポイントで動けるのが弁護士で、長期の休暇もその気になれば医者よりはるかに取りやすい。

研修においても一本立ちが早いのは弁護士である。通常イソ弁（居候弁護士）という修行期間（任意）を経て独立するのだが、医師と違って学位や専門医などの取得の必要が無いから仕事さえ覚えたらいつでもさっさとサヨナラが言えるのである。

医師の生活の実態を色々な角度から説明した。仕事は何でも大変だと言ってしまえばすべてそれまでだが、医師には医師なりの特有の大変さがあることが理解できたと思う。特に医師の労働がかなりの肉体的・精神的重労働であるという点はよくご理解いただきたいと思う。単に偏差値が高くても体力・気力が無いと勤まらない。「質より量」ではないにしてもとにかく量をこなさないと（しかも質を保って）まともな評価は得られない。医師の収入の基本となる健康保健診療の評価にしてもこなした仕事量に対して支払われるし、仮に質だけ保とうとしてもそれでは食えないし、じっさい質の良い医師には多くの患者が押しかけるから結局量をこなさざるを得なくなるのである。

とにかく医師という職業を選択したら忙しい人生を送ることになるのは覚悟したほうがいいであろう。

第九章　医療過誤と訴訟について

医療過誤という言葉が時々新聞等をにぎわすのをご存知だろう。別名「医療ミス」とも言われる如く、早い話が医師がミスをしたということなのである。医師も人間である以上、医療におけるミスは必ず一定の割合で起こっている。これが裁判のタネとなり、場合によっては医師は有罪（正確な用語は「有責」）とされるのである。

昔は医師に対して世間も寛大なところがあり、「患者を何人か殺して初めて一人前の医師になる」などというセリフが公然と発言されていた時代もあった。しかし、現在は状況は全く違う。

最近、医師が訴えられた場合に対応する保険制度が始まり、対人一億円コースなど色々掛け金によってバラエティに富んだ内容となっている。なんだか何処かで聞いた話ではないか。そう、自動車の保険にそっくりな制度なのである。

考えてみれば、誰も事故を起こすつもりで車を運転している訳ではない。しかし、車を運転する上においては常に一定の確率で事故はおこり得るものであるから、多くの人が保険に入るし、入りたくないという人も自賠責保険に強制加入させられている。

車の運転と比較すると、医療行為は更に危険度の高い（少なくとも同等以上）ものであろう。よって、事故を起こすつもりなどこれっぽっちも無くても医療事故は頻繁に起こっている。生きるはずの人を間違って死なせることなども現実には起きているし、ささいなことを言えば、注射や採血の針刺し行為だって上手な人が実施すれば一回で成功するケースを失敗したらこれはミスである。しかし、上手な人も最初はミスをした…。

いままでは、ミスは許されてきたし、大目にも見られてきた。また、ミスだと患者が思ったとしても患者には訴えるという発想が無かった。せいぜい抗議行動として医療機関を替えるとかが関の山である。多くの医師は、ミスをしつつも患者の寛大さもしくは泣き寝入りに救われてきたといっても過言ではない。

しかし、現代の日本人は徐々に人権に目覚めてきた。今までとは違う状況になりつつある。医療裁判（訴訟）の実際はとても厳しいものがある。医師は決してミスの許されない仕事とみなされており、一〇〇〇回同じ仕事をして一回ミスをした場合残りの九九九回が成功していたとしてもそれはミスをカバーする言い訳にはならない。たまたま体調が悪かったり少しぼうっとしていて鉗子の置き忘れなどのミスをすればその一回のミスでどんな名医も命取りとなる。野球の打者は三回に二回失敗でも一回の成功でカバーできるし一試合負けても二試合勝てば優勝ペースである。しかし医師は常に十割を要求されている（敗者復活戦が無い）のがつらい。医師は過失をしないものという前提なのだろう。

医療先進国アメリカはまた訴訟先進国でもある。その医療過誤訴訟の実態を説明する。アメリカの医師にとって医療過誤訴訟における損害賠償請求額は一九六〇年代後半まではほとんど問題にならない額であった。しかし、一九七〇年代以降は訴訟の数・賠償額とも急激に増加し、なんと保険会社の経営にまで影響して多くの保険会社が保険の販売を停止するかさもなくば大幅な保険料引き上げ（なんと最高七五〇％にも及んだという）を実行した。一九七〇年には二万六五〇〇人の医師が訴えられ、これは現役医師の七％にものぼったという。

その後、一九七〇年代後半に法律により賠償額の上限が設けられるなどして一時的に危機は回避されたかにみえたが、その後この種の法律そのものが金額の根拠の不明な点や個人の訴える権利を否定するもので憲法違反であるという解釈などが登場し、再び一九八〇年代は訴訟がエスカレートする時代となっていった。そして、しばらく値上げが止まっていた保険料も再び天井知らずの高騰ぶりを見せた。

賠償額も一九七〇年が一万ドル強、一九七〇年代半ばまでは十万ドル以下だったものが一九八〇年代に入ってすでに平均で数十万ドル、産婦人科ではなんと一〇〇万ドルを越えたのである（髄膜炎で失明して二九二〇万ドルというものまである）。そして、訴えられる医師の割合が増加するとともに保険料も増額され、払えなくなって廃業する医師も続々と出るようになっていった。これを自然淘汰などといってすましてよいものであろうか。

特に産科の医師にとっては危機的な状況になりつつある。あまりに訴訟が多くかつ賠償金も高いために収入と保険料がとても釣り合いがとれないので、かなりの医師が分娩をやめて婦人科だけにしたり他の科への転身を図ったりしているのである。そしてこの産科医不足の傾向は最近の日本の医療界にもじわじわと伝染してきたようである。日本における産科医の現状に関してもついでに触れてみたい。産科医には特有の業務であるところの産科当直（分娩待機当直）勤務がある。いったん産科医の数が減少しはじめると、当直勤務要員の減少に即つながるのでまことに困った問題となる。一説には日本において毎年医師になる八〇〇〇人のうち三〇〇人が産科医にならないと分娩施設を有する病院の産科当直医を確保することができないと試算されているのだが、現実にはとてもその数は確保できていないらしくそれゆえ夜勤回数の増加などで勤務がきつくなってますます辞める人も増えるという悪循環に陥っているようだ。勤務がハードで訴訟が多い産科の将来に関しては「どうせ子供も減るのだから産科が縮小してもいいのさ」という意見もあるが、このまま放っておくと縮小どころか崩壊してしまうことも考えられる。私は産科医の仕事を評価して報酬を割増しすることが必要と考える。

次頁からはアメリカではなく日本の訴訟についていくつか具体例を挙げてみよう。

『いわゆる未熟児網膜症事件』。

未熟児というのは小さく未熟なまま生まれてきた赤ん坊である。当然未熟であるゆえに生存する能力に乏しく、呼吸状態が悪い時には酸素等を与えて救命を行なう必要がある。しかし、未熟児にあまり高い濃度の酸素を与えると治療の副作用として失明する。これが未熟児網膜症である。これについての訴訟は全国でなんと軽く百を越えている。

問題は未熟児網膜症と診断した後の処置についてである。多くの判決は光凝固治療を行なわなかった医師に対し処置が適切でなかったとの判断を下した。この新しい治療法の有効性が確立したのは昭和四十七年とする説や昭和五十年とする説などがあるので、それ以後未熟児網膜症に対しては必ず光凝固治療を行なうべきだったとしたのだ。そして、この基準に従って多くの医師が訴えられてしまったのである。

しかし、裁判所が確立したと判断したはずの有効性に対しては疑問が無かったわけではなく、案の定その後数多くの疑問点が出て、光凝固治療の有効性という問題はそう簡単ではないという具合に裁判所の判断も変わってきた。ならば、裁判というのはいったい何だったのだろう。我々医師にいわせると新しい治療の効果というものはなかなか評価が難しいものなのであるが、それをはやばやと「確立したもの」と判断したのはいったいなぜなのか。いまさら無罪といわれても裁判に費やした労力は帰ってくるものではない。

一説にはこれは医学の訴訟という面と別に「患者救済のため」という立場があったとのことであり（医療側が有罪にならないと患者側にお金が入らなくて困る）、もしもそんな配慮があったとしたならばそれで有罪にされた医師もたまったものではない。

現在多くの医師が保険に入っているのだが、これが世間に周知徹底してきた折にはとても怖い事がおこりそうな気がする。「先生に責任があるという形にしないと患者に保険金がおりないんですよ」などといわれて患者救済のために医師が続々と有罪にされてしまう危険があるのだ。もしもそういう事態になったらいくら保険の掛け金を払っても足りるものではないのだが…。

医療訴訟先進国のアメリカではついに医療訴訟のあり方そのものを見直そうという論議がおこり始めた。最近ハーバード大学のグループが発表したニューヨークの医療機関のデータによれば約二五〇万人の入院患者について過失（医療ミス）がないのに訴訟になったケースが二二六七件もあり、過失がなく不幸な結果となった七万一四三三人の患者のうち七八三件が訴訟になり、過失により障害を受けた二万七〇〇〇人の患者のうちでも六二五件しか訴訟になっていないという。つまり訴訟というシステムがうまく機能していないのではないかというのである。だから治療が失敗した場合に医師を訴えて賠償金により患者救済をするのではなく、過失の有無を問わない患者救済システムが検討され始めている。

『九州で会社社長の人間ドックで胃カメラ検査を行なった際に誤って十二指腸を破ってしまって死亡させたため約三億円の賠償判決が下りた事件』。

死亡したのは六十七才の会社社長であった。大学病院において人間ドックによる健康診断を実施することになりファイバースコープ（いわゆる胃カメラと思ってもらっていい）を胃の奥の十二指腸にまで届かせて胆管という部位の検査を行なっていたところ、担当医の機械操作のミスにより十二指腸に穴をあけてしまいそれが原因となって患者が死亡したものである。これが有罪になるのは異議をはさむ医師もいないだろう。

我々医師に言わせるとこれはよくありそうな事件である。この検査も人間が実施するものである以上時々失敗して穴をあけることはあるし（私の身近でも知っている）、たしかに患者が死亡したことはまずかったが、全く危険性が無い検査とは言えないのである。

しかし、だれもがびっくりしたのは裁判所が示した三億一一七六万円という賠償金額にあった。これは医師の過失の程度が三億円以上の罰金に相当するほどひどいものであるというのではなくて、死亡した患者が年収約七〇〇〇万円の高額所得者であったことによるらしい。この判決が下りたのは昭和六十年暮れであるが、丁度その年の四月に一億二三一六万円の判決が下りて史上最高と騒がれた矢先であったので、日本の医療も高額賠償金を支払わされる大変な時代になったものだと多くの医師が認識するに充分な金額であった。

『胆嚢癌の患者に胆石と説明して手術しようとしたところ患者が自己判断で手術を回避して手遅れとなったとして遺族が訴えた事件』。

五十才の看護婦がおなかの痛みのために名古屋の病院にかかった。その結果医師は胆嚢癌と診断したが、癌の告知は避けるべきであると考えて「重症の胆石なので手術が必要である」と説明した。すると彼女は「胆石ならばただちに手術を受ける必要はない」と自己判断して入院予約もキャンセルして旅行などに出かけ、数カ月後に倒れ、手遅れとなって死亡したというものである。遺族は本人か家族に正しい病名を告げて早期に手術をすべきであったとして病院を訴えた。

この事件は癌の告知と来院しなくなった患者の処置という二つの難しい問題をはらんでいる。癌を告知されて精神的ショックを受けたとする訴訟があると思えば癌を告知されなかったために残された日々を悔いなく送る可能性を失ったという訴訟もあるのでは医師は迷うばかりである。また、通院しなくなった患者は往々にして「逃げ」て別の医療機関にかかっていることも多いのでこの医師も「別の病院で手術したのではないか」と考えていたのではなかろうかとも思われる。他にも医師への信頼感を失って通院しなくなった舌癌患者に対しての適切なフォローアップをしなかったとして医師が訴えられた事件もあり、米国ではなんと受診に来なかった患者を医師が訴えることもあるそうだ。いやはや…。

『東京の某有名大学病院にて早期胃癌の手術の直後にMRSAという菌に感染したのを見落とされ手遅れとなって死亡したとして遺族が訴えた事件』。

最近問題となっているMRSAという菌は抗生物質の乱用によって出現した耐性菌で、最近では多くの病院で見つかるが、体力が低下した患者には時に致命的な打撃を与える。これに対する医師の認識と病院側の体制が不十分で感染予防も早期発見もできなかったとして裁判になったのであるが、残念ながら現在の日本の一般医療施設の水準はとてもMRSAへの認識も対策も充分とは言えないし、予算とか人員など色々な理由でこれが完璧になることも当分望めないという困った状況にあるのが現実である。たしかに「手術をすれば大丈夫」と言われて死亡した患者側は怒るのも当然であるが、医療現場で何か困難な事態が起こると責任追求の矛先がややもすると自動的に医師に向くというのも大変つらい。

早期発見できなかったのはたしかに問題だが、たとえ早期でも死亡する可能性はある。MRSAに悩まされている以上これからはトラブルを避けるために「手術後まれにMRSA腸炎で死亡することもあります」などと事前に説明するのも一つの手であろうが、実際に癌の恐怖におののく患者に「絶対大丈夫」ではなく「手術したらそのまま死ぬこともある」とはなかなか言えるものではない。だいたい、MRSAにかかる可能性のある患者は内科の患者も含めて病院内に大勢いるし、そのすべてに「あなたはこの病院でMRSAにかかって死ぬことがある」などと言ったら法的にはベターでも院内はパニックだろう。

癌の本人告知すらしないのが常識となっている日本にとって「どこまで説明すべきか」というのはたいへん難しい問題であり、「本人には内緒にして家族に話せばいい」という意見もあるが、家族なら誰でも何でも話していいというわけにはいかず、結局人を見て話せる範囲を話すというしかない。患者本人だって「話してほしい」という人もいるし、本当に難しいものなのだ。このＭＲＳＡ事件においても、もし事前に家族に「死ぬことがある」と説明したとしたら家族も手術の承諾をためらって、結局本人に病状も含めた全てを説明することになって手術の実施を本人に決断してもらうしかなかったかもしれない。

最近海外から「インフォームド・コンセント（説明と同意）」という概念が日本に導入されつつある。患者に自己の医療を選択する決定権があるとする概念であり、医師の「オレにすべてまかせろ」ではなくて、患者に数多くの客観的情報を充分に理解できる方法で説明して、最後は「あなたの体なのですからあなた自身で決めて下さい」と言って患者の自己責任において医療を行なうわけである。患者の権利向上ともいえるが医者の自己防衛（たとえ医療の結果が患者にとって不幸なものになったとしてもそれは自分が勧めたのではなく患者が自ら選択したのだから責任は患者にあるとする逃げの論法）ともなりうるこの概念はいかにも現代的であり、今後ますます広まっていく見込みである。

とかく医師は訴訟と隣り合わせの職業であるといえる。そしてこれから日本では訴訟が加速度的に増えていくかもしれない。まさに「さわらぬ患者に訴訟なし」であり、訴訟先進国のアメリカでも「保身医療（何かあると訴えられるので手術などの積極的医療を可能な限り避けたり、面倒な患者は転送してしまったり、診断ミスで訴えられるのが怖いので過剰なほどのレントゲン撮影を行ない大量の被爆をさせてしまうなど…）」が問題になっているが、これを対岸の火事とばかり眺めていられなくなるかもしれない。とても悲しいことだ。どうしてこのような不幸なことがおこるのだろうか。

この点については多くの医師が内心感じていることがある。実はトラブルとなるケースの多くは患者と医師の人間関係の崩壊によるものなのだ。そしてその原因は私の見るところ複数の医師が治療に関与したために起こったことによるものが大変に多いのである。

たとえばある患者が手に負えない何らかの状態に陥ったために他の医療機関に転送されたとしよう。たいていの場合は患者は容易ならざる状態なわけだから、患者を受け取った医師は患者にその後もし不幸なことが起こっても自分が悪者になりたくないのでつい「これはひどい状態だ」とか「どうしてこんなになるまで放っておいたんだ」とか「もう少し早くなんとかしておけば」などと最初に予防線を張って（「もう大丈夫です」「絶対助けます」などとは間違っても言わないことが処世術なのだ）、その後何があってもそれは転送前の医療や患者自身に問題があったという雰囲気にしてしまう習性があるのである。よって『後になるほど名医になる』という現象は日常的になりがちなのである。

開業した場合に学閥が重要であるという理由はここいらにもある。もしも転送先が仲間だったりすると、逆に少々のミスはグル（？）になって言い繕ってくれたりさえする。それほど医師にとって「友達の輪」「学閥の輪」は有り難い。最悪にも転送先に嫌われていたりしようものなら、「聞いたことない医者だな」とか「あの医者はダメだよ」などとさえいわれることもある。これで患者の信用はプッツンと切れる。

患者に不幸な事態が訪れた場合に、怒りの矛先は何処へ向くのだろう。今までは泣き寝入りが多かったが、これからはわからない。そこで複数の医師が関与した患者においては往々にして自分がババを引きたくないので本能的に他医（たいていは前医）を悪者にしてしまうのである。私は他医師の不用意な（医師側の論理であるが）発言によって被害をこうむった医師を沢山知っている。勿論「人の悪口を言わない」という方針の医師も多いのだが、その理由もモラル的なことではなく「自分も悪口を言われたくないから…」という保身的な動機だったりすることも多い。

本当に悪い医師が裁判によって正当に裁かれることには何人たりとも賛成であろう。しかし、他医の不用意な一言や患者のいろいろな誤解などによって医師が法廷に引きずり出されてしまい、決着がつくまで長年にわたって大変な労力を費やすとしたらそれは医療の現場にとってても大きなロスとなろう（もしも裁判を二〜三件かかえてしまったらその医師はとても仕事などしていられなくなる）。たとえその結果が無罪となっても、それまでに費やした膨大な労力は何ら還元されることはない。

善良な働き者の医師が気軽に法廷に引っ張り出されるという事態はなるべくなら避けたほうが健全な医療のためには望ましい。医師が忙しいなどという理由も裁判所は一切考慮してくれるわけがないのである。すでにアメリカでは医療訴訟に疲れ果て呆れ果てた有能な医師が、さっさと引退して事業家になってしまったなどという話がいくつもでている。

何でもかんでも簡単に訴えるという世の中にはならないでほしいのものだが、未来のことはだれにもわからない…。

第十章　医師の応招義務について

応招義務などという言葉は聞いたことがないかもしれない。しかしこれは医師法第十九条第一項に「診療に従事する医師は、診察治療の求めがあった場合には、正当な事由がなければ、これを拒んではならない」という条文で定められた法的義務のことなのである。簡単に言えば、医者はよほどの事態（診療が不可能に近いと判断される）でない限り、患者から診察を頼まれたら断ってはならないということなのである。

読者の中には、どうして開業医が休診にする時に「学会出張」とか「ゴルフ」という名目を頻用するのか不思議に思われていた方もあろうかと考えるが、これなら「応招義務」から逃れる正当な事由となるからなのである。他の商売をやっている人は、店のシャッターを降ろしてしまえば客とのかかわりあいは無い。今日は休みだとか営業時間外だとかいう理屈は当然の如く認められるからである。しかし医師は自宅で休養していて急患が運びこまれてきたり往診を依頼された場合、たとえそれが真夜中であろうとも休日であろうともそれを理由に断ることは許されない。なんと過酷なことか…。これを避けて自由になるには遠距離へ脱走するか行方不明になるしか無いのである。たしかに、昔から医者は公私の区別も時間の区別もなく地域に密着して仁術を施していたケースも多かった。急患・往診何でもござれ、金は有る人が払ってくれといった具合である。この生活スタイルに疑問を抱き、自分というものを大切にしようとすると「仁術でなく算術」と言われかねない。

最近は何とか自分の時間を確保したいと考える開業医も出てきて、自宅と診療所を別にしてサラリーマン並みに通勤し、自宅の位置ならびに電話番号は患者に教えないという自衛手段を用いる医師も増えてきた。しかしこれも、ご近所に自分の職業を知られてしまうと、夜お隣さんが「頭が痛い」「子供が熱をだした」などとおしかけてくるから大変である。専門外であっても出来る限りの応急処置を実施して、且つ、しかるべき医師ないし専門医に紹介するべき義務まで背負っているのだから、本当に医師というのは保証されたプライベートタイムが無いことを痛感する。

飛行機に乗っていて急患が発生した場合なども「どなたかお医者さんはおられませんか?」などという機内放送が行なわれるが、これも応招なのである。こんな時専門外だったり急ぎの用事が控えていたりした場合などは本当に困る場合がある（現実にはダンマリを決めこんで単なる乗客として寝たふりをしている人も多いようだが）。子供の運動会に父兄として参加していても同じことで、ケガ人でも発生すればその場で職業人に変身しなくてはならない。

私の知っている某医師（勤務医）も、住んでいるマンションで医師であることがバレて自宅がマンションの夜間休日医務室と化してしまいそうになり（隣近所の人達にしてみれば、たかが年に一～二度のことではないかとたかをくくって急病の診察をしてくれなどと押しかけて来るのだが、医師の側にしてみれば、そういう人が何十人も近所に住んでいると考えただけでゾッとするのである）彼は「ここは自宅で薬が無いから」とかなんとか理屈をつけて必死に断ろうとするのだが、近所付き合いに悪影響が出ても困るしまったく大変である。

私が「医師の仕事そのものが好きでなければ医師になる意味が無い」というのは、医師という職業は他の職業と違って、時間の切り売りをしている労働者ではないからである。時間の切り売りならば、売った時間以外は自分の時間であり、何をしていようが勝手なのであるが、医師は医業を行なう労働者ではなく、その人そのものが二十四時間医師なのである。よって、プライベートタイムをエンジョイするためにお金を稼ぐ手段として医業労働を行ないたいという人は、常にこの応招義務に気を遣いながらコソコソとプライベートタイムを過ごす羽目になって誠に気の毒な結果になると思う。

日本人が「働き過ぎ」と言われ始めて久しい。最近はこれの反省として「労働時間の短縮」「週休二日」という方向へ世の中は確実にシフトしつつある。さらに若年労働者の不足はますます労働条件の改善を加速するものと考えられる（改善しないと人手不足倒産してしまうからである）。この流れの中で最後まで取り残されるのは医療部門であることはほぼ間違いない。現に公務員に週休二日制を導入する際にも国公立病院については検討は常に消極的に終始した。

看護婦は医療分野の労働条件が他分野に比して改善の程度が低いのを敏感に感じとり、どれだけ養成しても退職する人が後を絶たず、常に不足している。そしてこの不足という事態が雇用者に労働条件の改善を検討させるという効果を生み、徐々にではあるが看護婦の待遇も改善に向かっている。しかし医師は最悪なことに、不足することは当分無い。

その理由の第一は、医師大量養成のツケがまわってきて、毎年一万人近くが医師となっている（昔の三倍に増加した）ことである．第二は、医師は男性が多い等種々の理由で、例え労働条件が悪化してもそう簡単には退職・転職しないことである。よって、不足という理由で雇用者側に労働条件の改善を検討させるに至るとは考えられない。最後の最後まで取り残される業種となることは明白に予測出来る。何度でも言う！毎日毎日二十四時間生活のすべてを医療に捧げたい人に医師という職業は最適なのである。

医師が不足していた時代には、たしかにプライベートタイムが保証されてかつ高い給与が支払われた分野もあった。単にその職を遂行するには医師免許を持っていないと具合が悪いという程度の形式的な需要であったのだが…。具体的には老人病院や生命保険会社医師や保健所長などがそれにあたる。こういった職種は医師過剰になると人が殺到するし、とてもそれだけをまかなう受け皿は無いので現在はすでに給与・出世等の待遇がどんどん下降しつつある。

ただ、応招義務というのもよく読んでみると「診療に従事する医師」とあり、医師免許を持っていればすべてこの義務を課せられる訳ではない。つまり、大学の研究室などで解剖学や生化学などを専門に研究している医師や病気で休業している医師は診療能力が無いと理解されるので、この義務の対象外である。だから、医学部に進学はするものの、診療はせず基礎研究を専門としたい人は（あまり多くはないと思うが…）、以上に述べたことはすべて忘れていただいて結構である。ただし、収入としては医師国家試験に合格しても何らのプレミアムもつかない。

現役の医師であるということは権利のみならず大変な義務を負っているということもお忘れなく…。

第十一章　学閥について

何の世界にも学閥というものはあり、その点医師の世界も例外ではない。しかし、医師の世界ゆえの特殊性についてもある程度述べておく必要はあると思う。本書の中で何度も触れているとおり、医学部入学は就職に似ている。つまり、「○×大学派閥」に自動的に組み込まれるのである。そして、「○×大学の〜」という肩書は一生ついてまわる。勿論学閥から一切はなれて一匹狼となっている人もいるが、なかなかこの世界ではそういう生き方は難しい。だいいち、有力大学の卒業生はその学閥を利用した方がすべてにうまくいく場合が多い。

昔から各大学は病院の支配権をめぐって陣取り合戦を繰り返してきた。そして、一旦手に入れたポストはなんとか死守しようとして頑張るのであり、さらなる拡大のために次のポストを常にうかがっている。このような戦いは病院全体のこともあれば各科ごとのこともある。だから、病院まるごと「○×大学のポスト」ということもあれば、内科と外科は「○×大学」で脳外科は「△△大学」なんていう場合もある。もしくは、病院長と外科部長は代々「○×大学」とかいう場合もある。一見くだらないようにも思えるが、各大学とも卒業生の就職先のポストを多く握っておく方が有利と考えての行動なのである。これらのポスト争い（ジッツ争いともいう）はアルバイト先にまで及んでおり、いわゆる有名大学は一流企業の医務室などの条件のよいバイト口をしっかり確保していることが多い。

学閥争いがある以上、有利な大学と不利な大学は当然ある。まず、古くからある大学はOBが多いからそれだけ多くのポストに現在就いているわけで無条件に有利である。ただし、古い大学でも国立大学（いわゆる旧帝国大学系）と私立大学ではOBの進路は大きく異なっている。東京帝大を頂点とする旧帝国大学の卒業生は主として医学部の教官を多く輩出してきた。これに対し私立大学の卒業生は開業医となるものが多かった。だから現在でも官公立大学や新設医大の教授や官公立系の病院の院長や部長職は旧帝国大学系が握っているケースが結構ある。

いわゆる旧帝国大学（七帝大ともいう）について説明しておこう。これらは設立順に、東大・京大・東北大・九大・北大・阪大・名大のことを指しており、「帝国大学令」によって設立されたものである。この他に私立御三家と俗に呼ばれる慶応・慈恵医大・日本医大を加えたあたりがいわゆる医学界における伝統のある大学という範疇に入ると考えられている。これら以外の多くは、いわゆる医学専門学校（医専）が戦後に医大・医学部に昇格したか、または第三章で述べた如く昭和四十五年以降に設立されたいわゆる新設医大と呼ばれるものである。

伝統組と医専昇格組と新設組の三グループに分けると日本の医学界の勢力の構図は理解し易いと思われる。

医専昇格組や新設医大においては他の大学から教授を招かざるを得ない。しかし、その後卒業生が育ってきてもなかなか教授にはなれない。教授会の派閥構造はそんなに単純なものではなく、例えば耳鼻科のＡ教授が引退した場合その後任はやはりＡ教授の後輩かもしくは他の有力大学の卒業生に決定する場合が多い。

私立大学の場合は卒業生のほとんどが開業希望だったり、有名大学から教授を招いた方が学生募集に有利ではないかという経営上の配慮もあってのことなので一概にいけないことであるとはいわないが、歴史の浅い国公立大学においてもこのような状態（植民地支配ともいわれる）は日常的とさえいえる。

あなたが医学部へ進学する場合に重要なのは、自分の将来の居住地（勤務地）の想定である。特に、親族の扶養などの問題で勤務地をかなり限定して考えている人にとっては、これを考慮しないと一生後悔する可能性がある。その地方で有名な某病院に勤務できたらいいなどと思っているのならば、まず、その病院が学閥の支配を受けているか（有名病院ほどその確率が高い）を確認し、その支配大学への入学を目指すことが大事である。

一番いけないケースは、地元の国立大学に入学すれば自分の希望は達せられるのに、例の「偏差値」なるものにだまされて「もっと難しいところに合格できる」などといわれてその気になってしまうことである。通常の大学受験においてはとにかく難しい大学に入れば、卒業の段階でUターン就職する際にも事は有利に運ぶ。しかし、医学部の場合はたとえ偏差値の高い大学を出たからといって他の学閥が支配している医療圏へはそう簡単にもぐり込めるものではない。地元の国立大学に入学しそこなって他のスベリ止め大学に入った場合には、卒業と同時にUターンして希望の大学の医局に頭を下げて入局するという手もあるが、とにかくこれは肩身が狭く不利なことが多い。当然学閥の中には一応入っているものの、いくらその大学の卒業生のふりをしても本流には決してなれない。さりとて開業しても、手に負えない患者を大きな病院にお願いしたり手術等の診療の支援を得たり、代診の医師を派遣してもらったりするのでも同じ学閥内の先輩・後輩の間柄であったほうがすべてスムースにいく。開業していても勤務していても他の医師に患者を紹介したり応援を頼んだりする場合には同じ学閥内の顔見知りとか紹介を受けるとかいうルートは頼みにくいことも無理がきいたりするしとても頼りになるのである。特にいわゆる二代目でないヨソ者新規開業医の場合は学閥にも医師会にもコネがないことになって孤立無縁となりやすく（やっていけないことはないが不利）、とても大変である。

受験校や予備校の進路指導はなるべく学生の偏差値上限の大学を受験させて立派な合格実績をあげ、高い社会的評価を得ることにより良質の学生を安定的に確保することが目的である。だから、学力をせっせと上げることとそれに見合ったなるべく偏差値の高い受験先を斡旋することしかしてくれない。しかし、あなたの人生は自分のものである。学校や予備校のためにあるのではない！

偏差値だけで大学を判断してはならないというのは医学部進学の場合は特に重要なポイントなのである。希望する大学や病院に高校の先輩が進んでいる場合は、積極的にコンタクトをとって学閥関係の情報を多く収集することがなにより肝要である。一番適した相談相手は医者になって数年以内の若い人である。医学生のうちはなかなか現場の姿は目に入ってこないし、医師としてある程度の地位にあるクラスは立場上本音や言いにくい部分を話してくれない可能性があるからである。

実際、有名大学や有名病院になるほど支配と被支配の関係は露骨である。いくら頑張り努力した研修医でも、学閥のバックが無い人は使い捨てにされる。例えば某超有名病院でも某有名大学の卒業生以外は数年間の研修期間が過ぎたら自動的にクビになるのである。だから、被支配側の研修医は最初から長居はしないつもりで勤務するしかなく、搾取の見返りに有名医療機関での研修という経歴を得て次の職をなんとか探すということになる。

なかには大学教授や研究者を目指して医学部進学を考えている人もいるだろう。その人たちも、学閥には心して欲しい。勉強した学力の高い人が評価されるという機会均等の原則は大学受験まででおしまいであり、その後はまさに人生は山あり谷ありで、真面目に勉強さえしていれば評価されるなどというほど世の中は甘くない。教授になるには、一に学閥、二に経済力、三に家柄、四がなくて五に実力などという話もある位なのである。教授にならなくても研究者になれればいいなどと単純なことを考えても無駄である。高校生までの勉強は基本的に本さえあればあとは努力あるのみであった。しかし、医学の研究はまず実験が主となる以上膨大な研究費を必要とし、また、個人の能力を超えて多数の共同研究者の協力が必要となる。これを現実のものとするには教授になるか、さもなくば教授にかわいがってもらうかのいずれしか方法はない。なにせ教授は一つの科の管理責任者である以上、与えられた部屋の使い道・研究費の配分は勿論のこと、研究成果や論文の最終チェックまですべての権限を握っているのであるから…。どんなに優秀な人間でも教授に嫌われたら干されてポイである（若くて切れ者と呼ばれる医師がこのような末路をたどるケースも多い）。

参考 全国医学部・医科大学一覧

北海道大	国立 北海道	浜松医大	国立 静岡県
札幌医大	公立 北海道	岐阜大	国立 岐阜県
旭川医大	国立 北海道	名古屋大	国立 愛知県
弘前大	国立 青森県	名古屋市大	公立 愛知県
岩手医大	私立 岩手県	藤田学園保衛大	私立 愛知県
秋田大	国立 秋田県	愛知医大	私立 愛知県
山形大	国立 山形県	三重大	国立 三重県
東北大	国立 宮城県	奈良県立医大	公立 奈良県
福島県立医大	公立 福島県	滋賀医大	国立 滋賀県
群馬大	国立 群馬県	京都大	国立 京都府
自治医大	私立 栃木県	京都府立医大	公立 京都府
獨協医大	私立 栃木県	関西医大	私立 大阪府
筑波大	国立 茨城県	大阪医大	私立 大阪府
埼玉医大	私立 埼玉県	大阪市大	公立 大阪府
防衛医大	国立 埼玉県	大阪大	国立 大阪府
千葉大	国立 千葉県	近畿大	私立 大阪府
日本大	私立 東京都	和歌山県立医大	公立 和歌山県
帝京大	私立 東京都	神戸大	国立 兵庫県
日本医大	私立 東京都	兵庫医大	私立 兵庫県
東京大	国立 東京都	鳥取大	国立 鳥取県
順天堂大	私立 東京都	岡山大	国立 岡山県
東京医科歯科大	国立 東京都	川崎医大	私立 岡山県
慶応大	私立 東京都	島根医大	国立 島根県
東京医大	私立 東京都	広島大	国立 広島県
東京女子医大	私立 東京都	山口大	国立 山口県
東京慈恵会医大	私立 東京都	徳島大	国立 徳島県
昭和大	私立 東京都	愛媛大	国立 愛媛県
東邦大	私立 東京都	高知医大	国立 高知県
杏林大	私立 東京都	香川医大	国立 香川県
横浜市大	公立 神奈川県	産業医大	私立 福岡県
聖マリアンナ医大	私立 神奈川県	九州大	国立 福岡県
北里大	私立 神奈川県	福岡大	私立 福岡県
東海大	私立 神奈川県	久留米大	私立 福岡県
山梨医大	国立 山梨県	佐賀医大	国立 佐賀県
信州大	国立 長野県	長崎大	国立 長崎県
新潟大	国立 新潟県	熊本大	国立 熊本県
富山医科薬科大	国立 富山県	大分医大	国立 大分県
金沢大	国立 石川県	宮崎医大	国立 宮崎県
金沢医大	私立 石川県	鹿児島大	国立 鹿児島県
福井医大	国立 福井県	琉球大	国立 沖縄県

第十二章　開業するということは

皆さんの身のまわりには開業医の看板が沢山あるであろう。「内科」とか「外科」とか「診療所」とかいろいろある。開業という行為は要するに、自分が責任を持って「事業」をすることであり、失敗すると倒産することもあるというのは一般の会社と何ら変わらない。

昔は開業といえばいわゆる町医者だったのだが、最近は医療が高度化したために病院という規模で開業して多くの人を雇っている開業医もある。

昭和四十年代に医学部ブームが起こった最大の原因はこの開業という事業の景気がとても良かったことにある。税務署が発表する所得（納税）番付の上位にも開業医が多く登場し、実際にこの時期の開業医の羽振りの良さはそれこそ「翔ぶ鳥を落とす勢い」であったことは間違いない。高級車を買ったり不動産を買ったりする金持ち開業医は、医師の経済的ステイタスのシンボルであった。経済のプロである銀行も開業する医師にこぞって資金を貸したので、開業したい医師は先立つものがなくても経済に多少暗くてもとにかく始めてしまえば成功する率は高かった。まさに「開業」という土俵には金が落ちていたのだ。

日本の医療費の制度は出来高払い（いくら医療費がかかったと申告さえすればその額が医療機関に支払われる）なのだから、今月は二千万かかったと申告すれば二千万が支払われる。

薬などは公に決められた薬価からみれば仕入れ値段がそれこそタダ同然に近かったし、検査の費用だって似たようなものなのにそれをなんと実際の額ではなくいわば定価で申告するわけだから、当時の開業医にとっては、「売り上げ」の大半が直ちに収入となった。その仕組みを理解してしまえば、よほどお金に興味が無い人以外は、いかにして売り上げを増やして収入を伸ばすかという方向に走ったのも当然ともいえる。

具体的には、患者の人数に一人当たりの平均売り上げを掛ければそれが総売り上げとなるのであるから、いかにして患者の数を増やし、かつ濃厚に診療するかということがポイントとなった。この人数というのは「延べ人数」なので、一回の通院ですむ患者を三回通院させればそれだけで一人が三人に化けるのであり、診療も、高価な薬を多く処方すればするほど収入が増えるのである。検査もまたしかり……。

現在と違って、医療の景気が絶好調の当時は健康保険本人つまりサラリーマンの医療費には本人負担制度というものがなかった。つまり、自分がカゼをひいて病院に行って採血されて薬をもらってもかかった金額に比例して医療費を支払う必要がない（基本的にはタダ同然）ので自分の医療費がいくらかかったのかは全然わからない仕組みであった。

たとえ保険組合への申告（レセプトという）に十以上の病名とそれに該当する検査項目が記載されていてカゼ薬以外に抗生物質や胃薬やビタミン剤や肝臓の薬などが山のように処方されていたとしても、患者にはその事実はまず絶対わからないし、書類上つじつまがあっていれば申告どおりに支払われるのである。カゼの患者を気管支炎に仕立てるくらいは序の口で、胃炎・肝機能障害・腎機能障害・糖尿病疑い・さらには病院に来て緊張している患者がちょっと血圧でも上がっていれば高血圧も一丁上がり…てなこともその気になればたやすい。もうちょっとエスカレートすれば、出してもいない薬を出したことにしたり、検査してもいないものをしたことにしたり、二日しか来ていない患者を五日来たことにしたり…これを不正請求というのだが、内部告発でもない限りは実際にはバレないのだから、経理はすべて家族でやってしまえばまず安全といえる。さて、あなたが開業医だったらどうするか…。

この制度は開業医性善説つまり医師はウソを申告しないという信頼のもとに成り立って

いたのだが。

レセプト請求にまつわる不正等についてしばしば色々な噂が飛び交ったり時にはそれが表面化したりして社会的問題になったりもしていた。あまりのひどさに、医療費の本人通知運動というものも始まった。つまり、「あなたは何年何月に○○診療所においてこのような医療サービスを受けてかかった医療費は○○○○円です」といった通知を保険組合から無作為に選んだ患者に送るというもので、その狙いは保健請求の密室性を阻害するところにあった。カゼをひいて病院に行ったはずが大変な病人に仕立て上げられてしまってしかも大変な医療費が請求されていれば患者が驚かないほうがおかしいのだから、そんな医療は長続きしないと読んだのである。当然医師会はこの本人通知運動に対し「患者のプライバシーを侵害するおそれがある」などというもっともらしい理屈をつけて激しく抵抗した。というわけで、サラリーマンにおける本人負担が実施されるまでは、請求し放題に近いつかみどりの状態が続いた。そして、老人の本人負担だけは現在までずっと基本的には安い定額制としてきたためいわばこれが保険請求における最後の聖域となっており、医師会もこれを死守せんとこれまで闘ってきたが今後はどうなることやら…。

さらに例の「医師優遇税制」によって、かつては売り上げの七十二％はまるまる税金の対象から外れたのだから、一億円売り上げても七二〇〇万円を除外して、二八〇〇万円に税金がかかるだけなので税金なんてほんとに少ないものであった。さらに、実際の経費率はとても七十二％などという高率なものではなかったので結局売り上げから税金と経費を引いた手取りの金額は相当な額にのぼったわけである。

本来医師優遇税制は別章で述べた通り戦後の特殊な経済事情のもとでの緊急避難的な制度であった訳だから、経済復興が軌道に乗った段階で速やかに是正（廃止）されて然るべき制度だったのだが、武見医師会長率いる強力な医師会と医系国会議員らにより行政（厚生省）サイドは押されっぱなしでこの制度も延々と生き延びた。しかし、昭和五十七年四月に武見が病気を理由に二十五年間君臨し続けた医師会長の座を後任の花岡氏に譲り引退するあたりから医師会と厚生省の力関係は目に見えて変化してきた。

実際、診療所医師の医業所得（医業収入から医業費用を差し引いたもの）もついに昭和六十年代に入って月二〇〇万円を割り込んだ。一足先に落ち込みを続けている歯科医に続いて開業医も長期低落傾向に入ってしまったようである。

月二〇〇万と言えば多いと感じるであろう。たしかに多い…。しかし、これはあくまで平均値であり、もっともっと低い人もいる。しかも、つぶれて「〇万」になってしまった人は除外してあるので、「一応軌道にのっている開業医」の平均値なのである。開業医は給料をもらっている訳ではなく事業所得なのであって、人を何人か雇用しているのだからちょっとした中小企業である。中小企業において一日一ケタ万円の利益というのは経営には波があることを考えると結構ギリギリなのである。一般の中小企業の社長が上げている利益（いろんな名目で家族に分散したりしているが）と比較すると月二〇〇万は決して突出してはいない。経営にはリスクを伴うものである以上、ここらあたりが世間並みではないか。本書で何度も述べているが、医師は開業までに貧困な生活を送る期間が長い、そして開業しても軌道に乗って黒字化するのに三年かかると言われているのである。そのあたりもよく考えてこの数字を見ていただきたい。そして、たしかに有利な開業も今後は地域医療計画の導入や開業医定年制（一部で噂されている）などにより計画医療の中に組み込まれる方向にあり、自由業の良さは減っていくかもしれない。

また、患者が開業医に求めるものがコンビニエンスストア的便利さと個人的信頼関係である以上、開業医はなかなか長期の休みがとれない（旅行など夢の夢という人も多い）。そして、過剰乱立時代の歯科医などはすでに夜間診療さえ当たり前の不自由業となった。

開業医の数は増えているのだろうか。

実はそれまで増え続けていた開業医（診療所開設者）の数が昭和六十年代に入って減少傾向に転じたのである。これは終戦前後に臨時医専による年一万人にも及ぶ大量の医師養成が行なわれ、この団塊の世代が六十才を越えて死亡したり引退し始めたりしていることによるといわれている。そして、いわゆる二代目たる後継者も医師にはなったものの病院の高度医療と診療所の医療水準にギャップを感じるのか世襲しないケースも出てきているらしい。また、開業を希望する若手にとっても地価高騰や医療機器の高額化に伴って資金不足や経営の先行きの不安があることなどクリアすべき問題は多いようだ。かくて、開業医の高齢化は進んでおり、若手との世代交代は円滑にいっていないようである。単純に考えると診療所を売ればいいではないかと思うのだが、実際の売値をみるととても資産家以外は購入不可能な価格となっている（土地も高く機械も高いから仕方ないのか…）。次の世代のためにわざわざ安く売ろうなどという奇特な医師はそういないらしい。

銀行は今や完全に医療を構造不況業種と見なすようになった。だから今から新たに開業しようったってそうそう簡単には金など貸してはくれない。同様に貸しビルのオーナーも医療の収益性に疑問を持っているからこれまたテナントを貸してくれない。さらになんと医療機関に貸すと汚れるから貸したくないという認識さえも持っているらしい。

第十三章　地域医療計画による開業規制について

地域医療計画といわれてもピンとくる人はほとんどいないであろう。しかし、これは医師の自由開業制を根底から揺るがすものとして医療界に激しい衝撃を与えたものなのである。以下にその内容を詳しく述べることも医師を志す人にとっては将来への大いなる参考になろう。

地域医療計画とは各都道府県ごとに医療の供給体制を整備するために定める計画のことであり、昭和六十年十二月の医療法改正により計画算定が義務づけられたもので、最大の問題は必要医療施設とそれに必要な病床数を計画的に決定してしまうという点にあった。

どうしてこのような計画が実施されたのかといえば、その狙いは増加の一途をたどる医療費を制限する対策としてはこれ以上のベッド（病床）数の増加を強制的に規制してしまうのが一番であるという結論になったためと思われる。なにせ放っておけば医師は増える一方なのだから、それらが次々と自由に病院をつくって経営に必要な患者を集めることが続けば特にこれからの高齢化社会においては主として老人ホーム的な病院などが無制限に増え続け、各ベッド一月あたり三十〜五十万円の保険請求が自由になされては保険医療もパンクの他に道は無い。そこで公的になんらかの歯止めをかける必要に迫られて誕生したのがこの計画なのである。その主旨は簡単に言ってしまえば「もうこれ以上病院はつくっては駄目！医療財政が破綻するから…」というまことにシンプルなものなのである。

具体的にいえば、例えば「〇〇県においての必要病床数は結果的に三万二千床」などと決まってしまうのである。この数は実はかなりいい加減な根拠によるものであって、人口〇人あたり〇床などという決め方でも何でもない。実態は何らの基準があるわけでもなくて、厚生省に指導された各都道府県が急いで取り敢えずの計画を作らざるを得なかっただけなのだから、現実的にはただ締め切りを設けてそれ以降の申請を受け付けないという方法で新規の病院開業と増床を止めてしまう方法がとられ、それ以後ベッドは一切増えないこととなった。成長拡大を続けていた医療に供給の面から歯止めをかけたのである。

しかし、今後も過疎や開発等により地域の人口数は年々変化していくはずであるし、医療過疎と呼ばれる地域の病院建設の新規申請（締め切りに間に合ったもの）を許可したのはわかるにしても、すでに明らかに過剰となっている地域でも病院をつぶすとか各病院一律に病床数を何割か削減することは結局のところ行なわれなかったのだから、本当に今後この計画がうまく実行されていくのかという点に疑問意識をもっている人もあるようだ。一説に厚生省は現在約一八〇万床ある病床数を一〇〇万床程度にして減った部分をそっくり老人保健施設（医療付き老人ホーム）に転換させたいらしいのだが、各種の誘導政策が一応は試みられるにしても、転換に失敗したり病院であることにしがみついたりしてサバイバルレースから脱落する施設が多発することも覚悟でなければこの計画は成功しない。

当然のことながら、締め切りまでに開業や増床の申請が相次ぎ、昭和六十一年には前年比四五・五％増の六万八六二三床が申請されて実際のところそのほぼすべてが許可されたし、その後も申請はどんどん続き、いわゆる「駆け込み現象」が各地でおこってこの混乱は平成に至ってすべての都道府県で申請が締め切られるまで続いた。

日本中各地で急激に病床数が増えたことにより、数多くのひずみがおこってしまったようである。その中でも最大の注目をすべきものは最近話題になって久しい看護婦不足の問題であるが、これも本当は看護婦数の増加が病床数の急激なバブル的増加に追いつかず、かといって看護婦数が規定に満たなければ折角の病床も稼働することができないのでいきおい看護婦の取り合い・引き抜きが日常化する事態となったのである（決して看護婦の数が減っているのではないし、実際に働いている看護婦の数が減っているわけでもない）。高額な支度金やヘッドハンターの話もよく耳にするし、名門の病院でも看護婦の待遇の改善に意欲的でないところは看護婦数の不足のため病棟部分閉鎖となる事態が実際におこっている。この人騒がせなバブル現象の解消には最低でも数年～十年を要することを覚悟しなくてはならないし、悪く見積もればこれからの若年労働者不足の時代にあってはこれを機会に看護婦不足が慢性的な状態に移行してしまうかもしれない。

また、地域医療計画は新規に病院を開業したい医師の参入を拒絶したのみならず、家業を継承したい二代目にとっても深刻な問題をひきおこした。かつては二代目が継ぐ時点で医学の進歩等や習得した医療技術等により既存の施設が現代にマッチしなくなっている場合は増床を含めた建て替えをおこなうケースもあったのだが（診療所を病院に建て替えるケースや増築するケースもよくあった）これらも不可能となってしまったのである。簡単にいえば、新しい知識を学んだ二代目が充分に腕をふるう芽をつんでしまったのである。とにかく既存医療機関の自主的な努力による発展性は地域医療計画という行政のコントロールによってかなり不自由なものになったことは間違いない。

さらに、新規病院の参入が禁止されたことにより、病院の自然淘汰の可能性が減少したことも間違いない。いずれ消えゆく運命だったはずの病院までもが、開業しているだけで開業権が発生しこれを資産として考えることも可能となった現在淘汰されにくくなった。

自由競争なき管理社会は往々にして不活発なものであるのは周知の事実である。そして医療の世界も自由競争を続けて行きたかった。しかし、医療費の危機がそれを許さなくなったのである。考えてみればここに至ったのは無計画的ともいえる医師の大量養成の結果であるともいえる。医師数が社会的必要数を上回った結果その対策としての医師数の削減では失敗したのでこんどは働き場を削減して結果的に同じ効果を出そうとしているのだ。

現場の勤務医は地域医療計画についていまだによく知らない者も多い（積極的に周知徹底させる努力はあまりなかったように思われる）。昔から臨床医の多くは医療行政にはまるで関心のない人が多かった。

医師でも中年以上のいわゆる団塊前の世代の医師は開業すべきはすでに開業したし、勤務医の道を選択した医師も自分たちにはどう転んだってポストは不足しているので食いっぱぐれはないとたかをくくっている。しかし、若手の一部には医師を取り巻く事情の急激な変化に気付き始めたものもいる。

地域医療計画はそもそも生い立ちも不幸であった。供給を管理して医療費を削減したい行政側とその干渉を嫌う医師会との対立の中で、医師過剰時代におけるこれ以上の新規開業や増床を抑制するという点ではたまたま意見の一致を見るに至り、その結果全国的な規模での計画を希望する行政側と地区医師会の単位での計画を希望する医師会側との妥協点として都道府県単位の計画策定という妥協の産物が生まれたものであろうし、かかる呉越同舟的な計画が本当に今後うまくいくのであろうかと懸念される。

とにかく今後も医療計画は数年ごとに見直される予定であり、一部ではすでに先取りして見直しも始まった。そしてその進むべき道は医師の自由開業制と正反対の計画医療であることは間違いないであろう。注目して今後を見守っていきたい。

第十四章　専門医制度導入による影響は

専門医制度もしくは認定医制度という言葉は聞いたことがない人も多いのではないだろうか。

しかし、今や多くの医師が関心を持っている制度であり、これから医師を目指す人は必ず避けて通れない関門となるのでどのようなものか説明しておく必要がある。

本来医師免許というものはオールマイティーであり、免許を得た翌日から標榜科つまり「外科」とか「内科」等の看板を掲げて診療することができる。それだからこそ医師国家試験は内科・外科・産婦人科・小児科・脳外科・麻酔科・公衆衛生など主要な教科は必ず出題を行ない、他の精神科・眼科等もつとめて出題して、合格すなわち医療のほぼ全分野をマスターしたという建て前をとってきた。しかし、近代の医学の進歩と情報量の増加は個人で全範囲をカバーすることをいかなる秀才をもっても不可能とした。最近は患者もそのあたりを心得て、専門家の医療を希望するのが時代の趨性となってきた。

しかし、患者にとってもっとも心配なことは、看板を掲げている医師が本当に専門家なのかという点なのである。もちろん、きちんとした習練を積んで看板を掲げている医師も多いが、中には、営業上（科を変更した方が儲かる等）の理由で内科の病院が人口透析の病院に衣替えしたり、昨日まで「産婦人科」だったのが「皮膚科」に看板が変わっていたりという事態がおこっているのも事実なのである。ビジネス主導で掲げられている看板にはなんとも困ったものである。現代の法律ではこの点については規制がまるでなく、事実上全くの野放し状態なのである。前ページで標榜は自由と述べたが、本当のところは医療法には標榜できる診療科名の範囲が定められているだけであり、標榜についての条件は書いてない。ただ、医師の良心にもとずいて標榜するという前提で自由標榜と解釈されてきたのであった。

昔の医師はたしかに診療所を開設してありとあらゆる病気を診療していた。しかし、時代の変化は医療の分業化を促した以上、専門家に求められる時代となった。

アメリカにおいては日本に先行して専門医制度が一般化した。つまり、アメリカにおいては医学部を卒業しただけでは一般医という資格でしかなく、これはいうならば医師の仮免許みたいなもので、その後、自分の目指す専門分野において六年程度のレジデント（研修医）生活を過ごし、専門医の資格を得たあかつきには給料は一般医の三倍（科にもよるが）という高収入が約束される。医療の先進国であるアメリカ医療界において専門医はエリートとして君臨しているのである。

アメリカに倣って医師の資格を二段がまえにしていた分野は以前から日本にもあった。脳外科や内科なども専門医・認定医制度をもっていたし、麻酔科には標榜医制度なるものもあった。しかし、悲しいかなこれは各学会ごとにバラバラの基準で制定したもので、この資格があっても公的な評価や収入等へのメリットは無いに等しく、お茶・お花・書道のお免状程度の意味（学会の運営費を稼ぐビジネスとしての側面も大きかった）しかなかった。したがって、多くの医師はこれらの制度に対し概して冷やかで、学位取得の方により重点を置いていたのである。

変化がおこったのは、昭和六十三年二月に提出された日本医師会・厚生省合同の「診療科名等の表示に関する検討会」の報告書からであった。この内容においては、従来の自由標榜制を根本から見直し、科によっては専門医もしくは認定医であることが標榜の条件となるという新しい方針が打ち出され、これをもとに第二次医療法改正が行なわれることとなったと発表されたのであった。これが医療界に強い衝撃を与えたのは言うまでもない。とりわけ、すでに看板を掲げて開業しているにもかかわらず資格を取得していなかった医師は看板を外させられる事態をも予測せざるを得ず、あわてるのが当然という事態となってしまった。内科学会においても専門医資格を取得したいという医師が怒濤の如く押し寄せて、大変な混雑（混乱）をおこしている。報告書の当初の案では内科等一般的な科については従来の自由標榜を継続するとあったにもかかわらずこの状態なのである。

厚生省は当初の段階としてまず、すべての標榜科において専門医制度を発足させ、さらに修業年限も六年程度に統一し、審査に関しては必ず試験を行ない（全員合格では制度がザルになるという意味であろう）、かつ資格は永久のものでなく、必ず数年ごとに再審査を行ないレベルを維持するという基本方針で制度の内容を統一するべく指導に臨んだ。これにより、最後まで専門医制度に対し「意味がない」といって反対していた外科学会も足並みをそろえ、統一的な基準による専門医制度がスタートした。そして、当面は経過措置として、既に研修医になるには年老いてしまった医師に対して、正規の研修ルート以外でも簡単な手続きで専門医になれるという救済措置（公には経過措置と称されているが…）が行なわれ、滞貨一掃が終わった後は徐々にこの制度を医療行政に組み込んでゆくという手順になる。

これは明らかにアメリカ型を志向している（少なくとも参考にしている）と思われるのであるが、果して、ようやく資格を取得した医師に対しアメリカ並みの待遇はあるのであろうか?考えようによっては、昔に比べて一人前に評価されるのが六年遅れるだけとなるという結果も無いではない（これにより医師の実働年数が六年減れば、医師減らしにもつながるという穿った解釈も成り立たない訳ではない）。

今までは、最も順調にいけば二十四才で医師として認められた。しかし、さらに六年の研修を経た医師のみを正当に評価するとなると、考えようによっては、医学部は卒前卒後教育トータルの十二年制で、経済的にも三十才までは苦しい状態を過ごすということが制度化されるということにもなる。経済的な基盤の無い人にとっては医師への道はますます厳しいものとなるかもしれない。これは患者にとっての利益と医師にとっての利益が相反するいい例（？）かもしれない。

特に若手医師にとってはこの制度がますます大学医学部をタコ部屋にしてしまう懸念があろう。今までは、教授に逆らって学位がもらえなくても、開業してしまえばそれなりに自由があったのである。しかし、折からの開業難に加えて専門医資格なしでは開業不可となったり場合によっては病院就職や人事面でも不利な扱いを受けるなどという事態にもしもなったら、まさに医師は研究が嫌いで臨床のみをやりたい人までも確実に数年間は大学人事にがんじがらめに縛られることになる。なぜならば、各学会が認定している専門医研修施設は、そのほとんどが高度医療機関たる大学病院もしくはその支配下にある大手病院だからである。従来から学位審査権が教授にあるために若手は医局に頭が上がらなかったが（詳細は次章にて述べる）、学位で縛られたあげくにさらに専門医で縛られては逃げる道などどこにも無いではないか…。

第十五章　学位（医学博士）取得の意味

一般には「医学博士」と呼ばれている学位は、我々医師の間では「ティーテル」もしくは「チーテル」などと呼ばれ、学位を取得する研究行為は「ティーテル・アルバイト」などといわれる。ドイツ語読みが未だに幅をきかせているあたりから察しても、これは相当古くから医師の間ではポピュラーな言葉であったことがわかるだろう。

医師以外の人々は、「医学博士」という肩書を持った医師に対しては、相当に良いイメージを持ってきた。その理由としては、昔から日本では「末は博士か大臣か」と言われるほど「博士」という言葉には漠然とながらも尊敬の念が込められていた（少なくとも「先生」よりは安売りがなく、格上という意識があった）し、医学界で重要な地位を占める人々（医学部教授等）はほぼ例外なく「医学博士」であった。また、医師の広告に対する制限は相当に厳しく定められているが、医学博士であることは看板には書けないまでも名刺や著書には肩書として堂々と記すことが認められており、それゆえ多くの医師が自身のイメージ・アップの手段としてこの肩書を錦の御旗として重用した。

要するに、医師の多くが学位取得を目指すのは、それが自分にとって有利な肩書となることを肌身で感じるからなのである。はっきり言って研究に向いていないような人でも必死で学位を手に入れたくなるのも無理からぬ状況がたしかにこの世界にはある。

学位についての細かい内容は後述するとして、学位を取得した場合としなかった場合でどのように将来が異なってくるかを個々の具体例を挙げて述べよう。

医師の職場は大きく「病院」と「個人開業」つまり「サラリーマン」と「経営者」に区別されるが、圧倒的多数となる病院勤めにおいては、学位の有無が幹部かヒラかの分かれ目となるのである。もちろん例外的な病院もあるが、大学病院を始めとする多くの病院は学位即幹部資格なのである。大学においては、助手・講師・助教授・教授という出世の序列となっており、講師以上に出世するには学位が無くてはお話にならない。また、大手の病院はほとんどが大学の人事の支配下におかれており、各診療科（内科・外科など）の管理責任者（部長または医長と呼ばれる）の地位に就くにも学位が有ると実際は（建前としてはそんなことはないということになっていても）相当に有利である。

わかりやすくいえば、まともな病院で普通に出世しようと思えば、学位が無いと落ちこぼれてしまうということなのである。大卒と大学院卒相当という学歴の差がなんとも露骨に人事にひびくのであり、このあたりが日本の学歴万能の社会構造を象徴しているような気がする。まさに学位取得は「幹部」と「ヒラ」の別れ道なのである。

かくもありがたい学位はどのようにすれば戴けるのであろう。簡単にいってしまえばそれは「教授の胸三寸」の世界にあると断言できる。

大学においては教授・助教授・講師・助手などの肩書きがあるのは世間周知のところであるが、「主任教授」なる特別な肩書きが学位審査権を有する教授の意味であることを知る人は少ないだろう。特に私立大学においては国立に比べて教授の肩書きは乱発気味で、肩書きで人を集めて安く働かせているという面もあるのだが、とにかく教授のなかでも主任教授こそが本当の教授であることは医局員万人の認めるところであり、まさに別格扱いの天皇陛下である。主任教授は医局運営の全責任とそれにともなう全ての権限を握っており、与えられたスペースの使用法・予算の使い方・研究のテーマ・診療の方式・人事その他すべてが教授の胸三寸なのである。だから当然学位論文の指導も審査も教授の一存で運命が決まる。

主任教授が学位にふさわしいと認めた論文のみが学位審査にかけられ、他の教授の合意をとりつけてめでたく学位授与となり文部省に報告されることになる。よってすべては主任教授の「御世話」次第なのである。医局員とは、学位も就職も結婚も（仲人を教授に頼むのも絶対的不文律である）すべて教授の御世話になって生活する生き物なのである。

では、どのような論文が医学博士の授与にふさわしい学位論文として認められることになっているのだろうか。

世間の人々は医学博士を名医の肩書と混同している面がある。しかし、混同されるからこそ医師は学位を欲しがる。だが、その研究内容は格別臨床医としての能力とは関係なさそうなテーマも少なからずあるようだ。

例にさせていただいて申し訳ないが、有名な漫画家だった故・手塚治虫先生も実は阪大を卒業した医師であり、医学博士であった。そして、彼の学位論文の研究テーマは新聞報道によれば「タニシの研究」であったとのことである。生物学的には立派な論文だったのかもしれないが、だれが見てもこの論文を書いた人がいわゆる名医にふさわしいとは感じないであろう。しかし、これは意外な例ではなくよくある話なのであり、医学部の学位授与の事情に詳しい人は全く驚かないであろう。


そもそも我が国における年間の博士号授与の約半分が医学博士であるという事実は、いかに他の博士に比べて医学博士が突出して多いかを如実に物語っており、これはよほど医者が他の領域の学者に比べて優秀なのかさもなくば別の理由があってのこととしか思えないのである。

医学博士が量産される理由は簡単であろう。欲しい人が多いのである。しかし、たとえ欲しい人が多くてもその数に見合っただけの研究テーマはそう簡単には見つかるわけがないではないか。しかし、教授は医局員に学位のテーマを与えなくてはならない。だから、研究によって得られた結果が何か新しい事実を含んでいて、かつ少しでも医学に関係がありさえすれば、その論文は簡単に学位にふさわしいものとなってしまう。重箱の隅をつついたものであっても一向に構わないのである。

ならば学位論文は短期間で簡単に書けるはずだと考えるのはちと考えが甘い。たしかに純粋に論文を書くのに必要な期間は半年もあれば充分であろう。だが、入局後半年で学位をくれる教授などどこにもいない。実は学位は、医局の若手のただ働きに対する見返りという側面と、医局の卒業証書という面が最大のものなのである。だから、入局時点でただちに大学院に入学する最短コースで四年、通常は五〜六年、場合によっては八〜十年を要することすら普通の大学もある。学位授与までの期間の大半はたとえ大学院生であろうとも実際は研究活動をしているわけではなく教授の人事に従って医師として現場で働くわけであり、ある一時期のみ現場を離れて実験をし論文を書くのである。

この期間をつつがなく過ごせた場合はまず年数（一応研究歴と称される）に達すれば学位は授与されるが、教授のブラックリストに載った者は学位に関してはまず絶望となる。

また、仕えていた教授に何かの理由でアクシデント（突然死や予定外の引退）があった場合や教授の定年までに学位授与がなされなかった場合は、新しい教授に新しいテーマで一年目から奉公のし直しを要求されることも多い。学位を授与された後もさらに二〜三年はお礼奉公することが習慣化している医局もあると聞いている。

また、よくいわれることだが、開業医を多く輩出している大学にとっては卒業生に対して開業前に肩書をつけてあげることも卒後のフォローアップとしてきわめて重要であり、わりと積極的に早期の学位取得を支援する傾向にある。反対に研究者を多く輩出している大学はたしかに学位取得希望者も多いが、研究期間を長くとれることもあって一般に学位授与は慎重で遅れがちである。簡単にいえば、学位という統一した名称があっても、大学院卒の学力基準が各大学毎にバラバラなのと同じ理屈で実は各大学それも主任教授の判断基準で学位は授与されているのである（謝礼の相場も上は数百万円まで実に様々らしい）。

大卒が一定の評価を保証するものではないことは世間周知のこととなっているが、学位の「教授が決める」という部分は意外と知らない人も多い。そこで、学位の統一した審査機関を創設してそこが学位を授与するという構想が具体化しているのだが、しょせん審査する能力を有するのは現役の研究者たる大学教授以外には人材を求め得ないわけだから、これがどのように展開していかなる意味を持つかはしばらくは未知数のままである。

かくなる医局講座制による学位制度を「若手労働力の搾取」と認識して青年医師を中心にボイコット運動が起こった時期があった。いわゆる昭和四十年代前半のインターン闘争の時期である。昭和二十一年に導入されたインターン制度は、医学部を卒業して一年間はインターン（実地修練）を義務づけて、その終了後に国家試験を受験して医師になることができるというものであったが、この間の生活保障がまるで予算化されていないという不満が徐々に高まってゆき、インターン生たちによる「青医連」結成・インターン拒否・国家試験ボイコットなど次々と闘争の輪が広がっていった。

この時期はいわゆる学生運動が盛んだったのだが、読者の人たちが生まれる以前のことなのでピンとはこないかもしれない。しかし、日本中に吹き荒れた学生運動の嵐の発火点となったのは実は東大を中心とする医学部であり、医局講座制等の封建主義に対する若手の反発がそもそもの原因だったのである。

「学位ボイコット運動」もこの一連の流れから登場したものであり、昭和四十年前後に卒業した医師のなかにはこれが原因で学位をとらなかった者も多い。そして、抜け駆けしてとって同期生会から除名されたとかボイコットしたはずの医師が後になってそっととっていたとかこのあたりに関する人間臭いエピソードは尽きない。

とにかく、一時は学位制度に対する若手の抵抗が試みられた時期もあったのだが、それも完全に鎮火した現在となってはすべては元のもくあみになった感がある。だから、あなたも医者になったとしたらそれこそ「学位のためなら靴でもなめる」時期を多分過ごすことになると思う。もしも学位なんか必要ないと思っていたとしても、いったん入局してしまえばすべては「○年働いて最後に学位」というシステムに組み込まれてしまうし、それになじめない人間は浮いてしまうことは目に見えている。

日本人は特にムードに弱い。医局に入ると学位を持った人が偉いし、まわりの皆が出来たら取得したいと思っているわけだからその気にならない方がおかしい。それに、実際学位を取得すると親の喜びも大変なものである。「自分の子が医学博士になった」というのは特別な感慨があるものらしい。まわりでそういうのを見てしまうと、自分もなんとか親孝行をしたくなってしまうのである。

何の世界でも修行は必要である。医師の世界では医局という教育現場があって、そこの責任者たる主任教授が「卒業」つまり一人前のしるしとして学位を授与してきた。だから本来大学院の卒業証書である学位も医学部においては医局の卒業証書して扱われてきたと考えれば実は何の矛盾もない。学位が欲しければ良い教授の弟子となって頑張って修行をすればいいともいえるのである。

有名な小説で映画化もされた「白い巨塔」においても、いかに教授の権力が絶大であるかが描かれている。主人公の助教授が「教授になってこその助教授です」などと言うくだりなどは、いかに医局において教授がカリスマ的絶対者であるかを感じることが出来る。教授には権力も富も集中する。権力についても人事権以下の全権力だが、富についても製薬会社からの経済援助・学位審査の謝礼・医局員の仲人の謝礼・患者からの謝礼その他、とにかくその役得たるやまさに「三日やったらやめられない」の世界であると言われる。

医師はある意味では学位をとってからが大変である。学位授与後も大学に在籍を続ける医師はほとんど皆が教授を目指している（勿論大半の人が途中であきらめてしまうことになるが）といっても過言ではない。サラリーマンは別に社長にならなくてもそこそこに出世すればまあまあと前向きに感じるのかもしれないが、大学医師の場合は助教授や講師や助手で定年を迎える人の心の中は「無念…」「開業した方が良かったか…」であろう。それ故にこれまで学位の取得というのは、その後も大学生活を続けて教授を目指すサバイバルレースに参加するかもしくは開業を選択するかのまさに節目となってきたのである。

あなたが医学部に進んだ場合、学位の授与まで大学で頑張れるかどうかの一つの決め手は「経済力」であろう。大学若手医師の生活は決して楽ではなく、経済的に学位を断念するケースも結構あるのだ。学位取得において学力の関与する割合はそんなに大きくない。

第十六章　他学部（卒）から転向したい人へ

高校卒業の時点でストレートに医学部を目指す人もいる反面、いったん他の学部に入った後になって志を新たにして医学部を再受験する人もいる。私の知っている限りでも工学部卒の人とかサラリーマンをやっていた人など様々な前歴の医師がいる。

彼らの志望の動機は「自由業」という医者のメリットに憧れたり、金銭面のメリットに憧れたり医学という学問に憧れたりはたまたステイタスに憧れたりと色々であった。医者になれば今よりはなにがしか良いことがあると思い込んでいたのだろうし、企業への就職からの逃避としてとりあえず入ったなどという人もいた。

他の人生経験を積んだ人が医師になるということは基本的にはとても良い事だと思う。とかく医師という集団は世間知らずになりがちであり、弱者の痛みや患者の生活背景がわかるためにも本来医師への道はなるべく老若男女に広く開放されていて然るべきである。医師は優れた常識人でなければならないのだ。

結論から言えば私の世代くらいまでの医師においては医師不足の実情も手伝って転向はわりと成功する可能性があったとも言えると思う。しかし、これから受験する世代の人々は本書の内容を読んでもらえば理解していただけると思うが、残念なことに医療界はすでに規格外の年齢的に半端な新卒医師を受け入れてくれるような寛容な業界でなくなりつつあるという現実を知ってもらいたい。少なくとも臨床医は確実に余ってきつつあるのだ。

大学においては三十代半ば・卒後十年にして講師、その後十年内外で助教授、五十才前後で教授となるのが普通の出世コースであり、人材豊富なために出世が滞っている医局では今後ますます規格外医師をお荷物とすることは間違いない。下手をすると入局さえお断りの科までもあるかもしれないのだ。昔は年をとって医学部を卒業した人や病気がちの人の受け皿は、ほとんど希望者のいない小さな科（精神科や皮膚科など）であった。某医局において数年来新人がおらず、ようやく人が入ってきたと言って大歓迎の祝宴を催したなどという話も過去には聞いたことがある（現在でも問題のある医局は新人が入らないらしいが…）。しかし、今や時代は変わりこれらの科も結構人気が高くなってきた。だから規格外でも何でも歓迎される時代は終わりつつある。現在医師不足傾向に悩んでいる科は皮肉にも生死を預かる大きな科（外科・産婦人科など）であり、このような科に新人として入っても若くて体力のある医師以外はなかなか適応できないであろう。だから、年寄り研修医の受け皿については今後とても心配である。親が開業医だったりお金持ちだったりという裏技を持たない医師にとっては医師になった年齢が高いことは今後大きなハンデになるであろう。第十四章でも述べた専門医制度も、二十代で卒業した医師がなんとか三十そこそこで一人前の目鼻がつくことを前提にしているのであり、貴方が本来なら世間的には働き盛りのはずの三十代にプアーな下積み生活を送る覚悟はいかがなものだろうか。

大学医局ではお荷物になる…ならばさっさとどこかの病院に就職すればいいではないかというのがこれまでの規格外医師の大きな進路であった。出世コースの医師は大学とその支配下の一流病院との間のみを行ったり来たりするわけだから、それ以外の病院（特に民間の中小病院）は常に医師不足に悩んできた。だから、免許さえあれば誰でもよいという切羽詰まったレベルの病院に就職することはいとも簡単なことであったのである。大学にしたって支配下には一応置いておきたいがあまり誰も行きたがらない程度の病院には出向要員を派遣していたから、そのルートで就職してしまうのも規格外医師の一つの道であった。また離島などの僻地の診療所は自治医大の卒業生が出てくるまでは特に医師不足が深刻だったので、とにかく来た医師は高給にて皆大歓迎といった状況であった。すべては医師不足ゆえに穴場が存在していたのであり、学位も何もかもすべて無視してさっさとそういう道を選び、以後大学医局とは実質的に縁を切ってしまう医師も少なからずあった。

これからも医局の出世競争とは一線を画して地域医療に携わる道は開けているのだろうか。そこで気になるのが医師過剰問題に加えて前述した専門医資格の問題なのである。学位は診療に携わるのに必要な資格でも何でもないことは既に述べたが、専門医資格の有無については臨床の現場でも差別を受ける可能性は充分ある。するとたとえ民間中小病院へ就職するつもりだったとしても数年間以上は医局への奉仕は避けて通れないことになる。

開業についてもこれまでの章において述べた通りであって、自由にお山の大将になれる時代はほとんど終わったといっていい。一番大事な資金計画にしたって一般には先立つモノがなくて銀行も医療を成長業種と判断してない以上どこからも開業資金は降って湧いてはこないのである。ましてや、文化的な都会の生活を送りつつ開業暮らしをする計画なんぞ全く困難な時代になってきたといえる。そのような地域に新規開業の穴場などありはしないのだ。医師過剰という情勢を無視して強引に他医の患者層を食い荒らす覚悟で開業しようとすると、地域医師会の圧力（薬問屋に手を回して供給を止めてしまうとか）や嫌がらせもひどいという話を耳にしたことがある。とにかく都会の開業は世襲以外は難しい。

それでは土地も安くあまり医者のいない田舎で開業すればよいのではないかという発想は必然的に出てくるであろうが、人口が少ない田舎では当然患者数も少ない。ということは収入も低くなってしまう。公立診療所と違って開業は赤字ではやっていけないのだ。

資金等のハードルを超えることさえ出来れば、客商売という側面を持つ開業においては「若くない」ことは大いなる武器となることも事実である。身なりと患者に対する振る舞いさえ工夫すればろくに臨床経験などなくても大先生になることなどいとも簡単である。また、自分の限界を心得て難しいことに手を出さなければそれでも結構なんとか平穏無事にやっていけるのが開業というものである。ただやはり専門医資格の件はひっかかる…。

中途から転向して医師を目指すことに対して概して悲観的なトーンで述べてきた。しかし、何の世界でも成功する人はいるのであり、希望を抱いている人にあきらめてくれなどというつもりは毛頭ない。ただ『医者になれば食いっぱぐれは無い』などという夢みたいなバブルの時代は医師不足の解消とともに去ったのですよと言っているだけなのである。だから、畑違いの会社に中途入社するのと同じような感覚（というよりは覚悟）で一から出直しの転職を決意するのならどうぞということなのである。そして、もしもエリートコースまでも目指すのであればせいぜい一流医大に二十才そこそこでは合格しないとこれはほとんど手遅れに近いと思うし、五年や十年も余計に年をくっていればそれはそれで独自の生きる道を模索することになるだろう。

医学部に合格した時から最低六年で医師、一人前になるのに更に数年から十年かかる。その時点であなたはいったい何才になっているのかということを結婚問題や家族の扶養の問題や経済的問題やはたまた自分の寿命の問題までも視野に入れて自身の人生設計の中でよくよく考慮していただきたい。

医術の習練には年齢はハンデかもしれないが社会的信用はその逆である。だから、状況を正しく見つめてなおかつ転向が正解と判断したのであれば貴方の受験は大いに結構と思う。ただ、隣の芝生は青いという発想だけは勘弁してくださいよと言っているのである。

第十七章　目的別医大への進学について

目的別医大というのは自治・防衛・産業の三医大のことを指している。それぞれに特殊な目的を持って設立されたのでこう呼ばれている訳だが、毎年おのおの数千人もの人々が受験している。そして、せっかく合格しても辞退する人も多いと聞いている。

こんなに沢山の人々が受験するのは、他大学の『ついで』にあまり深くも考えずに受験することが可能な日程を各医大が設定しているからであり、第一志望でなくともとにかく合格してしまって入学すべきか否かを悩む事態となる人も結構あると思う。勿論、各医大当局の用意したパンフレット程度の情報はあるだろうが、すべてこの種の情報は「都合の善し悪し」というフィルターがかかっていると考えて間違いない。美辞麗句の裏に隠れた現実を読み取るのはなかなか容易ではないだろう。

そもそもこれらの医大の設立の最大の理由は第一章にも述べた如く過去の一時的な医師不足にあった。医療経済の高度成長に追いつかない医師供給の状態に困った地方自治体・防衛庁・産業界がそれぞれ独自に当時の医大新設ラッシュに相乗りして自前の医師養成機関を持ってしまったのである。しかも、これらの医大が出来た時点では医師数の抜本的増加策としての一県一医大構想は未だ具体化しておらず、今後もずっと医師が足りないという前提でこれらの医大は存在する予定であった。だから医師不足が解消しつつある今後においてその存立意義を何に見出すかは各医大とも極めて難しい局面を迎えている。

いったん設立した医大をそう簡単にはつぶせない。だから、これらの医大は医師過剰時代に向かって生き残りをかけて自らのアイデンティティーを必死に模索しているかのようである。そして、それらの医大に「入ってしまった」学生は学生で、医大の目的ウンヌンにはあまり関心なくひたすら「医師になる」ことを考えていたりするものもいる。特に、一般医大に不合格となってスベリ止めとして入学した学生は医大の目的なんぞより自身が医師になることが目的になるのもうなずけるものがある。

本意で入ろうが不本意で入ろうが、とにかく目的に従ってもらうための手段として各医大とも卒業後の義務年限というものを設けて、従わない者にはマンション価格並みの返還金を払わせる。当初自治医大が九年と定めた影響か後続の防衛医大・産業医大も細部こそ異なるもののほぼこれに倣った形となっている。最も順調に二十四才で卒業したとして三十三才、通常は三十五才前後まで拘束されることになる訳だが、医師という職業にとって卒業後九年を拘束されるということはいかなる意味をもつのかは受験生にはとても想像がつくまい。そして、各医大ともこの期間をつつがなく送った世代を輩出しつつあるが、彼らはいったいいかなる医師になったのだろう。医大の設立目的を立派に果たした九年間を送ったのだろうか。次頁以降に私の知り得た範囲の情報と解説を述べたい。それをもって目的別医大進学について関心を抱いている受験生の方々への資となれば幸いである。

自治医大は昭和四十七年に私立医大という形で学生の募集を開始した。僻地に医者が足りないというのがその設立の理由である。所在地は栃木県河内郡である。

スポンサーは各都道府県で毎年約一億円ずつを拠出しており、これに国の助成金と付属病院収入を加えてその運営資金としている。

自治医大は入学難易度は一律ではないのが大きな特徴である。各都道府県が毎年二〜三人の学生を入学させるということであり（最初に都道府県が筆記と面接で八人を選抜してこんどは大学側が選抜された四百人を面接等でさらに約百人まで絞り込むとのこと）、地方での競争に打ち勝つことが合格への道となる。この点は選抜高校野球の出場校とも良く似ている面がある。医師の子弟などは敬遠されているのか敬遠しているのかその割合は一般医大よりも少ないらしい。

入学すると「新入生地域医療派遣」など独自のシステムで先輩の勤める僻地の医療機関を見学に行くなど学生のうちから将来の仕事を理解させようとする意欲的な試みが行なわれているらしい。全寮制の六年間の教育を修了すると出身都道府県に戻ってその人事のもとで九年間の僻地勤務に従事することになる。自治医大の目指す医師は腹痛から切り傷から湿疹まで何でも診るいわば町医者的な存在としての「総合医」と呼ばれるものだそうで第十四章において述べた「専門医」というトレンドとは正反対の方向を行くものである。

それならば徹底的に総合医としての習練を積んでいるのかといえば、義務年限内に認められている四年間の自己研修期間において（実は実質的な僻地勤務義務は五年なのだ）専門医としての訓練を積んでいる者もあるのだから、彼らにも義務年限以降の自分の方向性についていま一つ自信が持てないのではないだろうか。

この点に当局も危惧を抱いたのか、平成三年から「総合医学術集会」なるものを発足させた。将来は学会に格上げして専門医に相当する格付けを与えたいという構想があるやに聞いている。しかし諸外国でも家庭医の地位は低く、なかなか難しいかもしれない。

自治医大が設立されて二十年以上が経過し、昭和五十三年から毎年約百人の医師が僻地へと赴任して行った。ある商社が卒業生の修学金を立て替えて民間病院へ送り込み手数料を稼ぐ計画だったらしいがそれも頓挫したらしく、義務を果たさず修学金を返還した者は数%程度となかなかの健闘ぶりである。そして、義務年限を過ぎてもなお僻地にとどまっている立派な医師もいるらしいが、年期明けの就職先についても世間の医師過剰の波が押し寄せて厳しい状況となってきた。卒業生で「地域医療振興協会」なる組織をつくって将来のポストとなる民間病院等を確保しようとする動きが出てきているし、埼玉県大宮市に病院を建設したのもその流れの一環である。また、異なる出身地の卒業生間の結婚問題は義務年限中における大きな問題となったままだ（何処に住んで何処に勤めるのか…）。

防衛医大は自治医大に遅れること二年、昭和四十九年から学生募集を開始した。所在地は埼玉県所沢市であり、昔は軍関係の施設があって最近になって返還された場所らしい。防衛医大は厳密には大学ではない。気象大学校や航空大学校などと同類の『各種学校』に属する。この点が文部省管轄の私立医大という形式を採った自治医大や産業医大との大きな違いである。ただ、大学と同等の教育を行なうという前提のもとで特例的に医師国家試験の受験を認められているのである。

防衛庁管轄の各種学校の代表は防衛大学校であるが、防衛医科大学校（防衛医大の正式名称）の学生生活も日課・服装・金銭的待遇など基本的には極めて防衛大学校に似かよっていると思ってよい。もちろん全寮制であり、外出等も制限があるらしいし、敬礼をしたり行進の訓練をしたりすることも当然である。だから、この学校に入る場合は医学部に入るというよりは自衛官になるという心構えが必要になると思われる（入学時の説明においても「医師の資格を持った幹部自衛官」という将来像が説明されているらしい）。

防衛医大の特徴として、養成する医師の目標を「総合臨床医」としていることである。この言葉だけ聞いても何のことだか意味不明であるが、自治医大の例から推測するにやはりこれは「専門家」でなく「何でも屋」であると理解せざるを得ないだろう。しかし、実際に働くことになる防衛庁の職場は自治医大とは違って、専門的な病院から医務室から演習に明け暮れる自衛官としての勤務（医師としての診療は行なわない）まで実に様々である。よって専門医も必要となるし行政的なセンスのある医師も、はたまた軍事作戦に精通した医師までも必要とされている。だが彼らも前述の自治医大同様、これからの時代に生きる医師としては本音としては専門医を指向すべきかどうか悩みがあるらしい。だから、九年間の義務年限中に実際は専門医としての研修を受ける努力をしている人が多い様だ。平成二年からは女性の卒業生も出ているが、その処遇についてはまだ模索の段階らしい。

防衛庁の医者の定員は千人にも満たないという。そして、防衛医大の設立によりそのかなりの部分が埋まってきた。最初にも述べたごとくこの医大の設立の前提も防衛庁の永遠の医師不足なのだが、退職者が予定を下回る状況になってきたために近年あわてて募集定員（約八十人）を削減する動きに出た。とりあえずは二割削減を目処に退職の状況をにらんで柔軟に決めたようだが、毎年七十人が平均二十五才で卒業して定年までの三十五年間やめなければ定員の三倍近くの二千数百人もの医者で溢れてしまう計算になるのだから、設立当時は予想だにしなかった医師過剰時代における防衛庁の舵とりも大変であろう。

私には政治の知識は無いが、旧ソビエトも崩壊して「北の脅威」を主たる存在理由にしてきた自衛隊も大きな転換期にさしかかっている。だから、今後の防衛医大の行く末も、その設立母体である防衛庁の動向に大きく左右されることは間違いないと思われる。

産業医大は昭和五十三年から私立医大という形で学生募集を開始した。所在地は福岡県北九州市であり、定員は百名である。三目的別医大中最も若い医大であり、他の二医大と違って全寮制ではない点はかなり一般医大っぽいが、卒業後九年間は義務年限があってこれに従わないと返還金を払うあたりはしっかりと目的別医大としての顔を持っている。

養成目標に掲げられているのは文字通り「産業医」なのだが、これはある意味では「総合医」や「総合臨床医」以上に理解が難しい気がする。そして、医大側も初期には何をどう教えたらいいのかよくわからなかったらしく、産業医大の特徴的なカリキュラムはほとんど無かったらしい（卒後にとにかく産業医のポストに就いてもらえればそれで足れりと考えたのだろうか…）。最近になってやはりこれではまずいということになって「人間工学」「労働衛生工学」「産業中毒学」などの科目が必修となったり、企業の産業医を見学に行ったりするようにはなったが、産業医に必要な特徴や仕事の内容とは何かという問題はいまだにクリアーではない面がある。

産業医という仕事は昭和四十七年に制定された労働安全衛生法によって誕生したが、労働者五十人以上の事業所に置くことが定められただけで、その仕事内容たるや健康診断や労働環境の管理等とりたてて特殊な能力が必要なものとは思えない。大きな会社には自前の医者を置いておけという程度にしか見えないのは私の思慮が足りないからであろうか。

比較的目的を良く達成していると見られる他の二医大に比べて、産業医大はその目的とするところの産業医になったのはなんと卒業生の一割ということらしい。このあたりにこの医大の問題点が凝縮されているのだが、実はなんと卒業生の多くは専門医になるための研修を経て母校の助手になるコースを歩んでいるのである。産業界は「せめて三割は産業医に」などと言っているらしいが、目的別医大にしては随分のんきな話ではなかろうか。

これだけ多くの卒業生が目的外の進路に進んだにもかかわらず返還金を払った者が少ないのは、返還免除になる職場の範囲が自治医大や防衛医大よりも寛大に設定されているからである。母校の教官以外にも労災病院等に専門医として勤務しても可であるらしく、返還金を払ったのは僅か一〜二割に過ぎないとのことである。

現職の産業医を教授に招聘したりして何とか産業医の希望者を増やそうと（当面は卒業生の半数が目標）しているらしいが、このままこのような状態が続くと医大の存在意義が問われかねない事態になるのではないかと思われる。

また、労災病院のポスト、それに産業医のポストも医師過剰により将来は不足するのではないかと見られているし、一般医大を卒業した医師でも現実には充分やっていける仕事であるから、将来は卒業生の本来の職場が無くなるかもしれないとまでも言われている。それならばと母校の教官になろうとしてもこれにも人数ワクはしっかりあるのだ。

目的別医大の正念場はこれからである。医師不足時代のアダ花として消えゆく運命なのか、はたまた自己の存在意義を確固たるものとして来たるべき医師過剰時代を乗り切ってゆくのかはしばらく静観するしかない。「総合医」「総合臨床医」「産業医」なる職業もますます専門医指向を強めるこれからの医療界に定着するかどうかしばらくは正念場であろう。なにせ、目的別医大の教官ですら自らは専門医であり、広く浅い何でも屋医師とでも言うべき（プライマリケア・ドクターとも言うが）職域が日本において確立するか疑問視しているという話を聞いたことがある。ただ、医大側としてはこのような目標を一応は掲げておかねばただ人手不足の補充という目的しかないということになって医師過剰時代においてはその存立意義はたちまち失われてしまうのだろうが…。

目的別医大が今後どのような運命を辿るかはやや流動的な部分もあるが、とにかく納税者たる国民の側からすれば入学する人はその特殊な設立趣旨や設立の経緯を十二分に理解して納得した人が入ってほしいものである。本章は医大側からなされるであろう説明とはやや異なった観点からもその特殊性につき考察してみたが、願っているところは他の医学部にはない特殊性に対する充分な理解であって、結果的には目的別医大当局と同じということになろう。医大の趣旨に全然納得しておらず、医師免許をとったらお金を払ってサヨウナラという人があまり多くなっては医大の存立は本当に危ういという気がする。

第十八章　これからの医療行政の動向

第三章の医師過剰時代の項で触れたとおり、医師養成の政策においては全く場当たり的なツギハギだらけの方針が採られたことは歴史が物語っている。

勿論、武見医師会長の時代においては厚生省が医療行政のイニシアティブをとることはきわめて難しく、厚生官僚も自信を持っていなかったという面があることは事実である。

現在、厚生省は来たるべき二十一世紀を念頭において各種の取り組みを行なっているように見える。具体的には、計画的な医療資源の配分のために、各種の制度を国家の統制下に置くことを考えているようだ。

医療費はついに年間約三十兆円という膨大な額に達し、国民一人当たり三十万円・四人家族で百万円超の負担に相当するものとなっている。しかも、今後とも増える一方の見込みであり、まさに破産寸前ともいえる状況になっている。

これからはあの手この手で医療費を押さえ込んでいかねばならないので、今後の医療行政もこの点が最大の焦点となっていく可能性が高い。

現在もすでに医師数の削減等についての模索が始まっている。だが、しかるべき成果を上げるには何をやるにしても急激な改革はそれにともなう各方面への影響が生じるので、これらは長期戦になる見込みである。だが、起こりうる改革としてどのようなものが想定されているかは列挙してみることにしよう。

まずは医師数の削減である。適正医師数としての「人口一〇万対医師一五〇人」という目標は昭和五十八年に早々と達成し、一転して増加を食い止めようと努力しているが、増やすのは簡単でも減らすことは容易ではないようだ。入学定員の削減や国家試験での振るい落としに限界を感じた場合に次なる一手は何であろうか。

一つの対策として始まっているのが、老年医師の排除である。昭和六十年三月から全国の公立病院・診療所の勤務医一万八〇〇〇人に対し定年制（原則として六十五才）が導入された。それまでは国立医療機関（一万六〇〇〇人）のみ六十五才定年であったのが、国公立で足並みをそろえたのである。国策が民間に与える影響は大きく、それまでは医師不足の事情もあって固いことは言えなかった民間医療機関も、徐々に医師の定年制を導入しつつある。

さらに厚生省は保険医の定員制を検討していると噂されており、これは保険医の定年制を導入することによって実現したい意向のようである。医師には定年が無い（少なくとも開業すれば）という常識はそのうち変わってしまうかもしれない。

とにかく、現役として保険財政で食わせてもらえる医師の数はそのうち完全に計画的に行政のコントロール下に置かれるかもしれない。

医師数のコントロールの次は病院・診療所の数のコントロールである。第十三章において述べた地域医療計画はまさにその先鞭をつけたものであり、薬剤費用の削減（薬価切り下げ）・検査費用の削減・老人医療費の一部有料化などの姑息的手段が一段落した時点でついにやってきたともいうべきドラスティックな改革であった。その実態は既に述べたとおり新たに病院の開設（開業）を認めないというものであり、抜け穴として既設の病院のベッドを増やす（増床とよばれる）ことも同時に防ぐために病院の数ではなく「必要病床数」でがっちり枠をはめたのである。そして次の改革ではとりあえず新規開業を止めた次の段階として過剰になっている地域と過疎の地域とのバランスをとるということになる。

この制度を実行する上での官僚の意思はまことに立派なもので、私の知るところでも某有名大学の某有名教授が定年退職後に病院を開設して理事長の座におさまることを計画していたのが申請が遅れてしまって計画が受理されず、政治家などのコネも総動員してみたが結局ダメはダメということになりすべてが水泡に帰した例などがある。

行政がものごとを改革していく時の常套手段は「なしくずし的」にいつのまにか変えてしまうという方法である。今回も有床診療所（現在の制度では十九床以下の病院は病院とはみなされておらず診療所とされている）はとりあえず規制の枠外であるが、次にはこれにも規制の網がかかるであろうことは充分推測されるし、その次は無床診療所つまり通常の診療所にも網がかかるという順序であろう。前にも述べた一人医療法人制度により従来は医師が三人必要とされていたためにほとんど法人化されていなかった診療所が目先の利益誘導により次々に法人化されており、ひととおりすべてが法人になったところで各種の公的規制は容易に実行できることになるのである。そうなれば医師による自由開業医療から計画医療への大転換がほぼ完成するということになる。

医師優遇税制も年間保険収入が二五〇〇万円以下にしか純粋の意味では適応されなくなった段階で終わったといってよい。年間のインフレ率から考えて貨幣価値はおよそ十年で半分になるからこのまま二五〇〇万円で放っておけばこの制度は事実上機能を失うことは明白だからである。現在でも中高年の世代は医師の税制は優遇されているとの誤解をまだ持っているだろうが、これからは徐々にその認識は変わっていくことだろう。

医師国家試験もまるで大学入試制度の改革問題のように迷走状態にあるといえる。

もともと終戦直後までは医師国家試験は無かった。医学部を卒業すれば即無条件に医師免許を与えられたのである。私が講義を受けた教授の中にも、試験無しで医師になった世代の人がいる。そして、昭和二十一年十一月に医師国家試験制度が始まってからも無試験時代の全員合格の雰囲気が残っており、試験は形式的なものであるという認識があったらしい。

一学年の学生数が少なかったこともあって実際には面接などの各種の救済制度があって（答えられるまで質問を続けて何か答えたらそれで合格としたなどという古き良き時代の話も聞いたことがあるし、わかりませんと自信をもって答えたらその潔さに負けて試験官が合格にしたなどというウソのような話もある）、ほぼ全員合格つまり実態としては試験は無いのと一緒であった。試験官に任命されて上京した教授が面接がてらに自分の子弟の進学相談をしていたなどという話さえもある。

面接は昭和二十八年に基礎科目が受験科目から除外された代わりに導入され、論述試験（昭和四十七年廃止）とともに長く実施されたものである。とにかく、医師国家試験なるものは合格が当然というか運転免許の学科試験程度に考えられていた時代が続いた。

この様ななまぬるい体質だったからこそ、後に試験が厳しくなっても試験委員たる医学部教授の関与による試験問題の漏洩が噂され（自分の大学の学生かわいさにそっと教える気持ちもわからないでもないが）、時々はバレて新聞沙汰になってしまったりもしたのである。私の受験した年の前後でも、某科の問題がほとんど事前に漏れていたのが受験生の間で話題となったもので、各大学とも国家試験対策委員の学生の仕事は予想問題（できればそのものズバリ）の入手であった。現在においても医大によっては、国試の直前マル秘講習においてはかなり良質の予想問題が出るという噂がある。そもそも試験委員の大半に現職の医学部教授を任命する時点でこの試験の制度そのものがザル体質といわれても仕方無い側面があるといえる。

また、かつては試験は各大学ごとにまとまって受験したために、チームワークによるカンニング等も日常的に噂されて問題になっていた。それが対策が施された証拠に、近年になって複数の大学が同じ会場で一緒になって受験するようにして、同じ大学の学生は必ず前後数席離れているようにしてしまった（大学が少ない地方の医学部では旅行が必要となるので負担が大変であるのにもかかわらず）。自分の受験の時は階段教室で成績のいい同級生の答案をまる写しにして合格したなどと言っている某視力の大変よろしい先輩医師の言葉もあながち冗談とばかりは思えない。

最近では、替え玉受験もついに発覚した。そしてこの時点で大いに問題になったのは、新卒の場合は受験票を大学からまとめて送るので必ず本人の写真を貼るから照合において何の問題も無いのだが、旧卒つまり浪人生の場合は自分で受験票を送るので、この時点で別人の替え玉の写真を貼ってしまえば写真照合のチェック機能は働かない（複数大学の受験になってからは、同窓生も見慣れない受験生に対して違和感を抱かない）のが制度の盲点として指摘された。

事件が発覚した時点で、過去の受験票についても本当に合格者本人の写真であるか遡って照合することになったが、なんと全て既に処分してしまったという公式発表があって一切追加のおとがめは無かった。本当だろうか…。既に医師になっている人を処分すると社会的影響が大きいと考えて、受験票は無いことにして丸く収めたのではないのか。

もちろん、今後はこういうことの絶対無いようにチェック体制を改めるということらしいが、この盲点の恩典にあずかって医師になった人はいったい何人にのぼるのだろう。仮にいたとしても案外罪の意識は乏しいかもしれないけれど。

そういう人に限って「然るべき金を払ったのだから合格は当然である」などと考えていたとしたら大変に恐ろしいが、医学部入学の時点でそういう寄附金を条件とする金権入学をした人は案外そういう発想をしたりするものだ。

昭和五十年代からの医師大量供給時代になってからは厚生省もだんだんと態度を変えてきた。つまり医師国家試験を難しくしたのである。現在の五者択一式問題の形式が確立し面接が廃止されて完全に情状酌量の余地が無い客観的試験になったのが昭和五十年からである。それまで毎年ほぼ一〇〇％合格だった某有名国立医大においてかなりの不合格者が出たことがニュースになったのもこのころである。

私は国家試験についてはかなり関心を持っている医師であるが、昭和五十年代以降においては試験内容は確実に難しくなったと言える。現在の五者択一式問題の以前は〇×問題なども あり、六〇点が合格ラインという基準は同じでも、〇×では何も知らなくても五〇点が期待できたという点をみてもその変化がわかろう。そして、ほぼ四年毎に実施される試験内容の見直し・改正において難易度・問題数とも確実にアップしていく。おまけに昭和六十年からはそれまで春秋の二回行なわれていたものが春だけの年一回になってしまったので、春の試験に落ちると秋に救済されないのでまるまる一年損をすることとなってしまった。

現在国家試験の合格率は八〇％程度で落ち着いた感があるが、大体において国公立が成績優秀で、私立はそれに比べてやや劣る状況となっている。合格率が低いグループに名を連ねる大学もほぼ固定メンバーとなってしまったようである。

昭和五十年代に国家試験合格率が急に低下してしまった時点での厚生省の見解は「医学生の質の低下」ということになっていた。しかし、これは本音とは思えない。難しくしたなどと説明したのでは過去の受験生との公平を欠くので、一定レベルを国民に保証している国家試験においては口が裂けても言えなかったのであろう。

医師数の削減を狙った入学定員削減策もなかなか難しい状況にあっては「国家試験は難しい」という状況のほうが医師数を自在に調整するには望ましいという判断が働いていると思われる。現在においては質の低下という社会的共通認識作りに成功したので、たとえば政策的に合格率を六〇％にすることだってその気になれば可能な状況となっている。

現在ですら既に国家試験における実際の合格率の事情はかなり深刻なものである。というのも、合格率は受験者に対する合格者の割合なのだから、成績の悪い学生を卒業試験で落としてしまえば簡単に見かけの合格率を上げることができるからである。

このような操作は特に私立医大においては日常化しているところもあるらしく、平成二年春の試験においては「卒業は認めるが試験は受けないように」という異例の指導を行なった医大が新聞にスクープされて話題になったが、これなどはまさに氷山の一角であろうと思われる。

この背景には、文部省から各医大に交付される補助金が、国家試験合格率が七〇%を割ると削減されてしまうという裏事情があるとのことらしい。だから、各医大ともなんとしても数字として七〇%以上を目指すことになるので受験者のセレクトという操作が日常化するのである。さらに、新聞に毎年必ず大学別の合格率が掲載されて、御丁寧にもベスト5・ワースト5なるものまで発表するものだから、これが大学の格付けのように評価されてしまうのでどうしても合格率という数字を意識せざるを得ないのである。

私はこれはとても悲劇的なことであると思う。この理屈でゆけば、自分の大学が例えば合格率八〇%を目指しているとしたら、新卒と旧卒（浪人）あわせてこの目標を達成するには新卒は九〇%前後の合格率を必要とするので（旧卒の合格率は当然のことながらかなり低い）、合格の可能性が五〇%などという人は学校の目標のために卒業できない事態になるからである。

たとえば高校で、大学に受かる見込みが五〇%しかないから卒業させないなどといったらかりにそれが受験校であったとしても大問題になるであろう。しかし、合格率の低い医大は皆数字に悩んでいるのである。昔、某新設私立医大が設立初期のころほぼそのまま学生を卒業させて三〇%台の合格率で断然ワーストに輝いて有名になってしまい、それ以後これにこりてこのような勇敢なことをする医大は出なくなってしまった。

このような見かけの合格率で大学を評価するのはそもそも間違っているし、教育を歪めかねない。とはいっても、何か医学部の教育を評価する指標がぜひとも欲しいというのならば、「六年前に入学した学生のうちで今年ストレートに何人が医師国家試験に合格したか」という数字のほうがよほどましであると思われる。例えば、六年前に入学した一〇〇人のうちで、留年・退学・卒業延期などにより七〇人がストレートに卒業し、そのうちで五〇人が一回で試験に合格したとしたらその大学のその年度の合格率は五〇％と判定するのである。

六年でストレートに医師になる率で評価する方法に改めれば、教育の現場の歪みは減ると思われる。

医学部の入試の時点においても情実入学や水増し入学は母集団たる学生の質を落としそれが合格率の数字を落とすことに直結するのでそれらには自動的に歯止めがかかるし、学生教育も全員のストレート合格を目指してより熱のこもったものとなろう。なにせ医学部は国公立・私立を問わずその医師養成という社会的使命は非常に重く、それゆえに多額の税金を使って国民の期待に応えんとしているのだからこれは当然なのである。

もちろんこの基準では従来の評価法よりも数字そのものは悪くなり、五〇％を切る大学も続出する可能性があるが、少なくとも、合格率を意識した変な卒業認定などは影をひそめることは間違いないし、操作をして無理に数字を上げている大学はメッキが剝げて教育水準相当の妥当な順位に落ち着くことになる。

この数字で各大学の数字を計算してベスト5・ワースト5を発表するのであれば納税者たる国民にとってより参考になる実態に合った格付けとなろうし、医学生の幸福にもつながると思われる。

私の知っている某私立医大の卒業生は「自分はエリートだった」と自嘲交じりに語る。彼は六年間という最短コースで卒業して医師国家試験も一度で合格したのだが、自分と同じく医師になるまでストレートで行った者は同期生の四人に一人だったというのである。

医の道に進めども志を遂げていない者（退学・長期留年・国試浪人等）はかなり多いはずだがその正確な数は不明である。国試浪人の数だけは現在一〇〇〇人以上と判明しているから、この数の何割増しかはたまた何倍かの『医者くずれ』がいるものと推測される。医学生は医師になりそこねればタダ以下の人となる。彼らはどうするのだろうか…。

私立医大の経営の今後にも心配がある。ただでさえこれから若者が減少する見込みで大学経営の危機が叫ばれている時代に、追い打ちをかけるように向かい風が吹いている。確認はできないが私立医大の身売り話はしばしばまことしやかに囁かれる。そして、色々な話を総合するとこれは根も葉もない話であるとはとても思えない状況が厳然としてある。現実に経営は苦しいようだ。

私立医大・医学部の総入学志願者数の動向をみると、昭和五十四年度がピークでその数は四万七〇〇〇人余りであったのが、その後は長期低落傾向に落ち込み、昭和六十一年度には約半分の二万三〇〇〇人台にまで落ち込んだ。その後やや持ち直して三万人台には乗せたものの、その原因はそもそも大学受験生総数が年間一〇〇万人をはるかに超えて史上最高となり大学であれば何でも難易度がアップするという一時的なカサ上げ現象によるところが大きかったのである。

大学受験生数もピークを過ぎて、今後その数は長期低落傾向となることが確実とされている以上私立医大当局に危機感は強い。緊縮財政下での診療報酬改定により医療費は聖域なく減額され、それがために大学病院の収支も大幅に悪化したとのことであり、平成元年春に導入された消費税も私立医大に億の単位の負担を強いることとなった。

学生から集める学費（学納金・寄附金）の値上げはなかなか出来ない。高いと他医大へ学生が流れる原因となり、その結果国家試験に合格できないレベルの学生が増えたり、最悪の場合定員割れでもおこしてしまったら目もあてられないからである。現在私立医大の収入の大半は医療収入つまり付属病院の診療収入でまかなっており（七〇％以上にも達している）、国や地方からの補助金は一〇％をも切っている。つまり、自助努力しないとだれも助けてくれない経済状態となっている。しかし、診療収入も前頁に述べた如く伸びる要素に乏しく、これからもたびたび医療費抑制策の向かい風を受けるに違いない。

このような状況の中で、生き残りのために多角化や総合化を模索する私立医大が出始めている。関西の某医大は敷地内に「医療福祉大学」を発足させるし、別の首都圏有名私立医大は千葉県に土地を購入し総合医療大学に脱皮しようとしている。サバイバルに勝った医大は生き残るであろうし、ヘタをすると存続が危ぶまれる医大も今後出てこよう。

しかし、行政当局は私立医大の経営環境が悪化しつつある現在前もって何らかの手は打つつもりなのだろうか?もしも倒産する医大が出る状況となったらその時点では既に私立医大全般の経営環境もゆゆしき状況となっているはずである。そのような事態となる前にたとえば学費の値下げを指導し、指導に従った大学にはそれに見合った補助金の増額を図れば、かねてから異常な高額であった学費の水準も是正されて志願者のすそ野が広がりその絶対数も増え私立医大の入試事情もより健全なものとなろうし、また、他にも前もって今から医大の財務体質を強化すべく各種の手段に着手しておくなど打つべき手は色々あると思われる。

私立医大・医学部は全部で二十六、国公立（五十四）の半分以下である。だから、私立医大の自然淘汰によって医師過剰問題が解決するなどともしも当局が少しでも考えている面があるとしたらそれはあんまりである。仮に二ケタも倒産するほどの異常事態となったとしてもきっと何も解決せず、悲劇のみが語られるであろう。だから、私立医大の少なくとも大部分の経営は常に安定した状態にさせておくのが行政の責任であろうと思われる。差別的な発言かもしれないが、医学部は医師養成と病院の運営という非常に社会性の高い義務を背負っており、これからの受験者減少による大学冬の時代にあってもこれだけは経営の不安などの理由で混乱状態に陥らせてはならないのではなかろうか…。

第十九章　海外の医療と医師について

これまでにわが国における医療と医師についての諸問題について述べてきた。世間では医師に対するイメージは未だに金持ちのハイソサエティーというイメージが抜けきっていないが、はたしてこれは普遍的なものなのだろうか…。

わが国においても過去にはいろいろあったということを第一〜二章を中心に述べたが、現在も海外においては医療制度や医師の処遇は実に様々である。

日本で最近、医師が職業を求めて職業安定所を訪れ失業保険を請求して話題になったのはごく例外的な話としても、ヨーロッパあたりでも医師のかなりの部分が失業している国もあって、タクシーの運転手の本職を聞いたらば実は医師だったなどという話も結構普通で笑い事ではないという地方もあるのである。

湾岸戦争で有名になったイスラム諸国においては医師と患者の関係は日本と逆、つまり医師が患者を診るのではなくてなんと患者が医師に診させるのだという。医師の都合で万事が進む日本流の逆で患者の都合に医師がしもべとなって合わせるというのが日本人の私にはとても想像がつかず興味深い。同じ人間社会であっても世界は実に広く様々なのであり、日本の医療のみが医療なのだという固定概念は一歩外に出たらば当然通用しない。

末尾の資料にある如く日本の医療費は対国民所得で昭和三十年代の三％台からどんどん増加し昭和五十四年にはついに六％台に載せた。そしてその後は薬価切下げ等徹底した医療費の抑制政策によりこの数値はずっと頭打ちとなってなんとか六％台を死守してきた。

しかし、バブルも崩壊し高齢化社会も確実に訪れる日本にこれからは高い所得の伸び率は期待できないかもしれない。そこでこの六％という数字は重大な意味を持ってくる。

一般に諸外国の医療制度の歴史においても、医療費負担が軽いうちは何でもかんでもとことん面倒をみますというスタイルでやっていけるのであるが、医療費が対国民所得で七％を超えたあたりから様々な公的規制を含むドラスティックな改革が行なわれてきた。

日本でも平成七年度にはついに七％を突破してしまった。すると案の定これに呼応するかのように本人負担の増額等色々な制度的模索が大改革の一環としてさっそく始まってきた。

医療行政が変わるとしたら何を変えていくのだろうという視点から前章を述べた。ならば、日本医療の行く先を模索する上で厚生省の方々はどこの国のスタイルを参考にされるのだろう。次頁以降に代表的な国々について主として日本との違いという点から述べる。

アメリカの医師数は約五十五万人、人口十万人あたり約二三〇人ほどらしい。日本の感覚からして「過剰かな？」と感じてしまうが、たしかに医師はやや過剰気味らしい。

しかし、日本と全く違うのは開業医と勤務医の比率である。日本では医師数約二十五万人中約十五万人が勤務医なのだが、アメリカでは勤務医はたったの一万人ということだ。それでどうして病院が運営できるのだろうかという疑問は当然湧いてくるであろうが、実はアメリカの病院は日本の病院と違って「オープン・システム」というスタイルをとっているのであり、病院のベッドは契約した開業医に開放されている。開業医が自分の患者を病院に入院させて診療や手術を行なっているのであって、日本ではちょっと感覚的に理解しにくいがこれがアメリカでは普通のやり方なのである。病院で診察している医師もほとんどはその病院の勤務医ではなく自分のオフィスをちゃんと持っていて実はそっちがメインという訳である（平均的開業医における経費を除外した純所得は約二〇〇〇万円）。

だからアメリカでは開業が大はやりで、ほとんどの医師が開業によってサクセスストーリーを得ようとして頑張ることになる。日本の勤務医は給与等はどうしてもサラリーマン的に横並びになってしまったりするが、アメリカでは医師の所得格差が科別・個人別ともに激しいのはこういった事情によるのである。一般に脳神経外科や整形外科や心臓外科など外科系で専門性が高い科は収入が高く、内科・精神科・一般医・家庭医・小児科など内科系の一般的な科は収入が低いという傾向になるのは自費医療が幅をきかせているアメリカでは宿命的なことであろう。アメリカの心臓外科医は「ワン・オペレーション・ワン・キャデラック（一件の手術で高級車キャデラック一台に相当する金が手に入る）」と言っていたし、かなり以前に日本人がアメリカに行って心臓移植手術を受けたケースでも、来日した高名な医師は四〇〇〇万円だかの手術代を手術前に提示し、そのために国内で募金が行なわれたことをよく覚えている。私の知り合いの脳外科の医師もアメリカでは患者と医師の会話の中に料金の話がしょっちゅう出てくることに驚いたと言っていた。内科医でも高収入の医師はいるが、一般には『高収入への道は手術室から始まる』のだそうだ。当然そのような医師はアメリカ国内でも高額所得者となっている…しかし、かくなる医師黄金時代も後述する一九八三年のＤＲＧの導入あたりから少しおかしくなってきている。

専門性の高い（一般には外科系の）医師は高収入…だからみんなが専門医の資格を得ようとする。だから医師過剰気味のアメリカで余っているのは皮肉にも一般医ではなく専門医であるという。競争も激しく優勝劣敗という訳でまさにサバイバルゲームなのである。

多くの手術をすればするほど収入も増えるアメリカの医療を見て帰国した日本の外科医は、忙しい外科医もヒマな科の医師も一律ほとんど横並びの給料である日本の病院のシステムに失望し、患者に謝礼をせびったり、ついには内科で開業してしまったりする…。

アメリカは自由の国家を標榜している。共産主義の反対で金持ちから貧困者まで様々な人間が混在するところがアメリカなのであり、自助努力によりサクセスストーリーをつかみなさいといったところがいかにもアメリカ的な感覚であろうと思う。

国民皆保険という日本の医療から見れば信じられないかもしれないが、アメリカでは現在なんと三五〇〇万人もの人々が無保険者である。つまり、六十五才以上の老人と低所得者には一応の公的医療費保証制度（老人のものはメディケア・低所得者のものはメディケイドと呼ばれる）があるが、これは国民の二割程度をカバーしているに過ぎず、あとは民間の保険に勝手に入れというだけで公的なものは一切無いのである。よって、メディケイドの対象になるほど低所得でもなく、かといって保険料など高くてとてもとても払えない（もしくはすでに病気で保険に加入できない）という立場の人がかくも大量にのぼる無保険者になってしまったという訳である。

無保険者とてもちろん病気にはなる。そこで現在のアメリカでは彼らの医療費をどうするかが政治的大問題となっている（既に日本でも不法入国外国人の医療費の支払いをどうするかが時々問題になっているが、これがほとんど日常茶飯事になってしまった状態と思ってもらえばよい）。

医療の現場においては、例え救急患者であっても無保険者であれば無残にもそのまま放置されていたりすることもあるそうだ。いやはや日本に生まれてよかった…。

なぜにアメリカではこのような異常かつ末期的ともいえるべき事態にまでなったのか？アメリカはかつてその黄金時代に医学の進歩でも世界をリードした。敗戦でうちひしがれた日本からも多くの若き医師がフルブライト留学生として海を渡り、そして学んだ。

ベトナム戦争後のアメリカは黄金時代から後退期に入ったが、進んでしまった医療水準は下げられない。しかし医療は経済と両輪である。長期の不況に突入したアメリカ経済はとてもすべての国民に最先端の医療を提供するだけの経済的余裕が無い事態になってしまったのである。

アメリカの医療費の問題はいまや危機的である。だから外国人医師に対する扱いもとても厳しいものとなってきている。具体的には開業制限であり、これから日本人は新たにアメリカで開業権を持つなどほとんど困難といっても過言ではない状況になってきている。

現在のアメリカの医療は弱肉強食の世界で、サービス合戦や広告合戦も激烈である。第十二章でも述べたごとく訴訟も花盛りでとてもきれいごとなど言っていられない。次頁以降に医師の側からみた最近の諸問題について注目すべき事項をいくつか述べてみたい。

ＤＲＧとはダイアグノーシス・リレーテッド・グループという制度の略語である。耳慣れない言葉であろうが実はこれこそが我が国が目指しつつある（？）医療費定額制のモデルとなるのではないかとも見られている現在のアメリカの保険支払い制度なのである。

簡単に言えば、盲腸であれば何ドルという具合に病名ごとに支払いの額があらかじめ決まっていて、例えそれ以上かかったといって請求しても一切無駄なのである（不足分を患者が払えなければ病院の損になる）。日本でも既にいわゆる老人病院を中心に患者一人に一月いくらという方式の定額医療（入院医学管理料と呼ばれる方式）が一部で（希望する病院に）試行されており、けっこう医療費が節約できたという実績をこれまでにあげているのだが、アメリカでは一九八三年にそれまでの出来高払い制度に代わってＤＲＧが導入されて以来多数の病院があっという間にバタバタと倒産したというモノスゴイ実績を持っている（一二〇万床だったのが三割も減って、なおかつ実際に利用されている病床はその六割程度という惨憺たる状態なのである）。

また、ＤＲＧはほぼ時期を同じくしてＰＲＯ（同僚監視機構）という医療従事者を公的に監視する制度も導入されており、①入院・再入院の適正判定②ＤＲＧ適用と実際の疾患との適正審査③カルテ抜き取り審査及び施設への立ち入り検査④不必要な入院手術・治療の排除、合併症発生の防止審査…などなどかなり厳しく医療の内容に干渉するものになっている。ＰＲＯによって各医師の失敗のデータや訴訟をおこされているという情報や不必要に入院日数を長くしているなどの事実がコンピューターに入ることになってしまった。最初は医師同士の評価のためということだったのだが、弁護士に金をもらった医師が同僚の情報を流したりするから、知らぬ間に訴えられたりすることさえあるらしい。日本では治療方針や入院期間についてはいまだに医者の言うがまま…といった現実であるが、アメリカでは既にセカンドオピニオンやサードオピニオン（複数の医師にかかる）というのがごく当たり前になっている。このような状況下では医療の密室性のもとで必然性に乏しい偏った医療を行なっている医師や医療機関は当然あぶりだされてしまう。

これまで述べてきたように日本は出来高払い制度といって申告した医療費を原則としてそのまま払うというスタイルを長年とってきたが、平成四年の医療法改正によって病院を三種類に分けた（高度・一般・老人）あたりからなにやら雲行きが怪しくなってきた。老人病院（正確には療養型病床群と呼ばれる）に分類されてしまった病院あたりから先ずＤＲＧを参考にした制度が採用される方向らしい。そしてこれらの病院を実質的に管理監視する事務長が厚生省から派遣されるという噂もあり、そのうち管理監視は一般病院に及ぶことも考えられる。病院天国日本の一八〇万床の行方はどうなるのだろうか。

日本の医療もこれからはＤＲＧやＰＲＯを抜きにしては語れないかもしれない…。

イギリスの医療はアメリカとはかなり異なり、高福祉国家らしく医療は義務教育と同じく国家のサービスとして行なわれている。予算は国家予算であり、すべての国民が原則として無料で予防医学やリハビリテーションも含めた医療を受けることができる（例外的なごく一部の金持ちが自費診療を受けているケースもある）。まさに世界に誇る国営医療であるとのことらしく、国営化されてからの歴史は四十年以上にもなる。

イギリスの医療は国営のＮＨＳ（ナショナル・ヘルス・サービス）によって行なわれており、病院に勤務する職員は（当然医師も）ＮＨＳの職員となる。ＮＨＳの財源は大部分が税金である。これに対して家庭医は一応自由業ではあるが、ＮＨＳと契約して受持ち患者数等を基準に報酬をもらっているので日本の開業医ほどの所得格差は無い。

国家が実施する宿命として典型的な管理医療であるからして、患者は勝手に好きな病院へ行くことは許されない。すべての国民は自分担当の家庭医に登録されており、救急医療以外はまず家庭医の診察を受けてから薬をもらうなり病院に紹介されるなりという手順を踏むことになる。

家庭医は平均して約二〇〇〇名の患者を受け持っている。これらが病気とあらば昼でも夜でも何時でも診ましょうなどという赤ヒゲを想像するかもしれないが、実態はかなり違うという話も聞いた。『頭が痛い』『それでは三日後の三時に来て下さい』…てな調子、手術などにいたっては二〜三か月待つのは当たり前、時には一年待つことすらあるというし、もっと待たせたという話もある。要するに保健所的なお役所仕事なのである。日本とは違って患者は自費診療でも選択しない限りは他の医者を選べないのだから普通の患者はただただＮＨＳの医療を待つしかない。派手な広告その他あの手この手のサービス競争にしのぎをけずるアメリカの医療とは全く違う姿がそこにある。

ご多分に漏れずイギリス医療にも医学の進歩に伴って医療費高騰の問題が降ってきた。政府はＮＨＳ予算の圧縮に懸命であり、病院や病棟の閉鎖によって一時的とはいえ失業した病院勤務医師も出た。現在病床数は四〇万床以下でさらに減少する傾向にある。

平均的家庭医の収入は約一三〇〇〜一四〇〇〇万円とのことである。基本給に受持ち患者の数や年功加算などが加わってこの額になるが、この内で四〇〇万円ほどは経費とのことであり、これを引いた純所得は約九〇〇〜一〇〇〇万円となる。日本とて公務員医師の平均はこんなものかもしれない…。なお、病院勤務医はＮＨＳの緊縮財政のもとで家庭医よりも一段安い給料に甘んじているらしい。

医療費抑制は家庭医の数の抑制にも及び、手始めにイギリスの家庭医には一九八八年より七〇才定年制が導入された。わが国にも十二章で述べた如く開業医定年制が導入されるとしたらこのあたりを参考にするのではとも思われる。

ドイツは一八八三年に世界で最初の社会保険が創設されている。ナチス時代はややすたれたが、戦後の旧西ドイツでは再び手厚い保険制度が行なわれるようになった。しかし、一九七〇年代後半からは経済事情が悪化し、日本などの諸外国と同じく医療費抑制政策へと転換せざるをえなくなった（患者が医療機関を自由に選べる点は日米と同じである）。

ただし抑制はすれど切り捨ては無く、現在公的保険の加入者は国民の九〇％であり残りの一〇％のうちのほとんどは民間の保険に加入しているというのは移民も多い国家としては上出来であろう（なにせドイツの誇る工業製品であるスーパーカーを生産するあのポルシェの工場でもなんと十か国以上の言葉が飛び交っているというのだから…）。

医療費の本人負担の比率も基本的には本人・家族とも無料つまり全額（十割）給付である（義歯などは半額程度負担しなくてはならない）。医療費は病院と保険当局が契約して人頭方式・件数方式・定額方式など色々な方式で計算して支払っているらしいが、とにかく日本が社会保険本人のみ八割給付で家族と国民保険本人が七割給付なのに比べてもこれはかなり手厚い（しかし各人の保険料負担は日本よりはるかに多い）。

ドイツはアメリカのさらに上を行く医師過剰国家であり、人口十万人あたり約三三〇人という事態になっていて、さらに毎年三％ずつ増えているのだという。これはドイツの教育システムに原因があるらしい（必要な試験に受かると好きな分野の教育を無料で受けられる)。だから開業医の平均所得が一三〇〇万円余りというのもまあそんなものかと納得できるし、医師の半数以上を占める病院勤務医の所得は開業医の半分というのも仕方ないのかなと感じてしまう。開業医でも患者が少なく生活に困っている者もいるらしく、保険の不正請求の話もちらほらあるという。

現在のドイツの最大の問題は東ドイツを併合したことにある。一九九一年一月から旧東ドイツ地域にも西と同じ統一的な疾病保険制度が導入されたが、経済的に弱い立場にある旧東ドイツ地域内においては当面の間は薬代も診療報酬も半分以下ということになった。これらの負担もあってか統一ドイツは一九九三年ついに総予算枠制を導入した。医療費の予算枠を超過した分は医師がペナルティとして負担するという荒療治である。

フランスは人口の九九%以上が医療保険の適用を受けており、残りの一%未満のうち約半分は無料の医療扶助の受給者であるから、ほとんどこの国も国民皆保険に近いといってよいであろう。ただし給付率は十割給付ではなく、原則として医療費の七五%（薬剤費は七〇%）となり、本人が二五%～三〇%負担しなくてはならない。一九九七年度からは、ドイツに続きフランスも総予算枠制を導入した。

スウェーデンは福祉王国であり、公的な保険による国民皆保険である。定額方式の一部負担金はあるものの実際はイギリスと同じくほとんどタダといっていい。

ロシア（旧ソビエト連邦）は、社会主義国家であるので医療制度もかなり資本主義国家とは趣を異にする。医療は保険ではなく国家事業であり、国家予算にてだれでも無料で予防医療も含めた医療を受けることができる。各地区に診療所が配置され、その地区の住民を受け持つというスタイルは前述したイギリス型に近く、診療所に内科医一名と小児科医一名が配置され、内科医は約二〇〇〇人弱、小児科医は約八〇〇人を受け持っている。

国家当局がおっしゃるとおりならばこれは理想的なシステムのはずだが、現実には乳児の死亡率は高く平均寿命も短い。医学も進歩しておらず医薬品不足や施設の老朽化等多くの問題がペレストロイカ・グラスノスチ（情報公開）で指摘されている。

ロシアの医師は女性が多数（ほとんど）を占めるという点でこれまで述べてきた国と極めて異なっている。医師そのものの数も口の悪い人によれば粗製濫造気味とまで言われるほど多く、そして賃金たるや極端なまでに安い。最近ではついに待遇改善を求めて病院がストライキを行なった。

報道によれば医師の給与はバス運転手等一般労働者の数分の一とのことであり、これでは生活も出来ないという医師の説得力ある話に正直言って私もびっくりした。

医師が高額所得者という西側資本主義国家の発想からすればこんなことは信じられない

だろう。しかし、医師が貧困労働者という国家もいわゆる先進国にすら存在しているのだということを知っておいてほしいと思う。

私の友人で、ロシアの医者というのは看護婦と医者を合わせたような（というより看護婦に医師の毛が少し生えた程度の）性格を持った職業だと認識している人もいる。例えば適当かどうかわからないが、アメリカの弁護士が日本の弁護士とはケタ違いに多いのは、日本でいう弁護士・弁理士・司法書士など法律関係のすべての仕事をカバーする幅広い資格であるからなのだが、ロシア医者の専門性もその程度のものだというわけである…だからスペシャリストとしての医師としては質がいま一つでろくな研究発表もないし経済的にも高い評価を受けていないというのだが、医師と看護婦の両面を併せもつならばむしろ両方を加算した高い待遇であっても本当はおかしくないのではないだろうか…。

看護婦業務に対するかかる認識が我が国の現在の看護婦不足問題の根底にあると思う。

いまや社会主義国家の総本山ともなった北朝鮮は、公式な情報では東洋医学・西洋医学ともに高いレベルの医療を提供しているという。なかでも予防医療は年六回の検診の受験率が八〇％という数字だけで十分驚ける。医師の給与は物価を考慮すれば日本並みか…。

日本人に馴染みの深い代表的な国々の医療制度と医師についてその概略を述べてみた。

どの国も大なり小なり医学の進歩に伴う医療費の高騰に悩み、それぞれに解決策を模索している。

たとえ無保険者問題があろうとも基本的には各個人の自助努力を医療行政の中心的方針に据える資本主義国家アメリカ、一方で『ゆりかごから墓場まで』方式で徹底的に国が面倒を見る方針のイギリスやスウェーデン（社会主義国家である旧ソビエト連邦諸国もほぼそれに近い方針であったが基盤となる財政面が資本主義国よりもやや苦しいようだ）、ドイツやフランスは中庸を行っているといった感じである。

日本は単一民族国家であり極端なことを嫌う国民性を持った国家である。だからこれまで国民皆保険をなんとか維持し、そのためには医師優遇税制を骨抜きにし薬価も引き下げるなどかなり頑張ってきた。そしてこれからも完全にアメリカナイズされた弱肉強食のシステムに変わるとは思えない。しかし、オリジナルというよりも何か先進国の医療を模倣ないしは上手く取り入れる方向に行くのではないかというのがこれまでの模倣国家日本がとってきた行動からして予想される線である。だからここまでに述べてきた国々の医療制度の良い部分（?）をどんどん参考にしてこれからも我が国の医療行政は進むであろう。

第二十章　女性にとって医学部とは

男女雇用機会均等法時代にあって、女性の社会進出は色々な分野において目ざましいものがある。育児休業に関する法律等の整備も徐々に整いつつあり、女性の労働環境は着々と進歩してきた。戦後男女共学になってからも、一時は「女子大生亡国論」なるものが真面目に語られていた時代もあったのだから世の中も随分変わったものである。

バブル崩壊後の女性の就職難が巷で伝えられているが、これも女性が社会に進出していく過程で時々押し寄せてくる幾つかの壁に当たっている時期であるに過ぎない。人手不足と好景気がもたらしたバブルによる上げ底人気の反動が来ているということなのである。人手不足と好景気による人気などというと今時の女性には怒られるかもしれないが、これは社会の現実の姿である。たとえば昭和四十年代も日本列島改造ブームの好景気に沸いて女子大生の就職にもある程度追い風が吹いたものであるが、その最後にオイルショックなる超不景気時代が到来し、四年制女子大生の就職状況も「どしゃぶり」と表現されたほどひどいものとなってその悲惨な現実たるや男子学生の状況の比ではなかった。

時代の進歩や文明化とともに仕事の質も肉体労働から知的労働へと移行してゆき、職業意識に目覚めた女性は、就職することを前提として大学に進学する割合が増えてきた。

医学部はわりと昔から女学生がいたジャンルである。戦前には女子医専が多くあったし（現在は共学になって、東京女子医大だけが別学として残った）、女医という言葉はかなり以前からなじみの多いものであった。

現在も医学部受験を考えている女学生は多いし、実際に入学する人の一～四割が女性になっている。しかし、男と女が同じ立場で働く仕事においては男女差別は実際問題として無いのか、もし有るのならばそれはどの程度なのかはどの職業に進む場合であっても女性には極めて気になるところであろう。私は約二十年医療の現場に携わってきて色々な体験をしてきたので、やや主観的・感覚的になる部分もあるかもしれないが現在女医のおかれている立場や待遇についてはある程度理解しているつもりである。

現実の事実をなるべくありのままに述べようと思うので、女性にとってはややもすると不愉快な感を抱く部分もあるかもしれないが、実際に現場に出てみて不愉快になる前に予備知識として知っておくことも悪いことではなかろうと思う。

医療の現場も実は男女の待遇に差別が無いわけではない。こう言うとがっかりする女性もいるかもしれないが、実は女性ならではのトクな面もある。だから、私が以下に述べる内容を良く読んで納得がいったら是非医学部に進学していただきたい。女性にとって医師という職業は一般的にいってかなり魅力的な進路のはずである。

医療の世界は依然封建的性別役割分担意識の強い分野である。白衣を着て病院内を歩いている男が医師で、白い服に白い帽子（キャップ）をかぶっている女が看護婦というイメージが世間一般的にも強く浸透していることは間違いない。

男が医師で女が看護婦という前提で多くの現場が運営されている以上、宴会の会費徴収においても「医師一万円、看護婦五千円」とすべきところを「男一万円、女五千円」などと平気で書いてしまう状況が厳然としてあることは間違いない。

男も女も医師であれば同じはずなのに、わざわざ女性については「女医」などと特別の表現を用いている点からも女性医師が特別視されていることは明らかである。

男性医師の価値観もかなり封建的なものが多い。小児科の医師をはじめとして多くの医師は（実は看護婦も）育児は母親の責任と認識しているからこそ「保護者イコール母親」と短絡的に発想をするし、外科医等の特に多忙な医師は「家庭は妻にまかせっきりで子供の寝顔しかみることができない」などと半ば自慢げに嘆いてみせたりする。まあ、医療界以外にもこのような例は多いと思うが。

本当に医師の世界は女性を受け入れないものなのだろうか…。

たしかに大学入試の段階では医学部は男女均等に門戸を開放しているといえる。大部分の医学部では入学者の一～四割が女子であり、なかには成績だけで入学させると女子の数が多くなりすぎる（？）ので頭を抱えて対策をたてているところもあるという。学生時代も遊びまくっている男子学生を尻目に女子学生は真面目に良く勉強する者が多く、成績がいいのはたいてい女と相場が決まっている。卒業の時点で首席になるのも男女の人数比からすれば女子の率がはるかに高い（大学においては医学部に限らずこの傾向はあるらしいけれど）と聞いている。

それにしては医学部の教授などの高名な医師に女性がとても少ない。特に、内科・外科など主要な科にはその傾向が顕著である。はっきり言えば女医はあまり出世していない。そして、近所で開業している医師に意外と女性がいたりする（看板には男女の表示は通常していないが）のである。医学部を出た後の処遇についての男女差別はあるのだろうか。結論を言えば「ある」。しかし、日本においては医療以外の多くの職場においても同様な状況はあるのだから次頁以降に詳しく記す内容を読んでいただいて医師というのは女性にとっていかなる職場なのかを感じとってもらいたい。

医学部を卒業して国家試験に合格して医師となったら、通常は大学の医局に入局しなくてはならない。これはべつに強制されているわけではないのだが、医師免許というのは自動車の免許でいえば仮免以前のようなもので（学科試験合格に近いかもしれない）、この時点ではとても臨床医たる実力は身についてはいないのだから、腕をみがいて一人前となるためにさらなる研修を求めて大半の者は入局するのである。大学以外の有力病院で研修を行なう場合も現実は大同小異であり、実はそこも大学医局の支配下にあって医局の人事権が及んでいる場合が実に多く、結局は医局人事に支配されるのである。

医師の研修は現場が大切であり、本だけ読んでいても国家試験に合格することはできるかもしれないが（五者択一式のペーパーテストだから）、実際に医師として患者を診断・治療することは出来ない。

医療の世界は他の職業と違って人間の生命を対象とするわけであり、学生時代は当然のことながら医師の資格が無いのだから注射すらも体験することは出来ない。ましてや手術などは見学がせいぜいであるから実は技術的にはシロウト同然のレベルのまま頭でっかちで卒業することになる。教育の大半は実は卒業後の医局における研修にあるのである。

「門前の小僧習わぬ経を読む」という諺を聞いたことがあるだろうか。医師になってからの数年〜十年間はまさに現場で研修（体験）して仕事をおぼえていくのである。国家試験的知識と現場のギャップは大きく（いくら車の本を読んでも運転できる能力は身につかないのと同じである）、最初はひたすらに猿マネ医療をするのがやっとこさなのである。

「ニセ弁護士」や「ニセ大学教授」はあまり聞いたことがないのにくらべて、「ニセ医師」なるものが時々摘発されて無資格診療事件として新聞などに報道されたりすることをみてもいかに医療分野における能力の大部分が講義や書物からではなく現場で体得されるものなのであるかがわかるであろう。

病院や医院で事務員や技師をしていた人でも見習いさえしていれば身についてしまう…医療にはそんな側面が確かにある。看護婦でも一応本業は看護なのだが、医師の指示で投薬や検査などの業務をこなしているうちに、いつのまにやらいつでも医院を開業できるほどの実力が身についてしまったりする。新人の医師などは仕事を看護婦から教えてもらうことなどはほとんど日常的な事態ともなっているし、さらには医師の実力なるものも有能な看護婦には簡単に見抜かれてしまったりする。

若い男性医師は、研修医時代には婦長をはじめとする看護婦さんたちに教えてもらい助けてもらいしながら勉強をしていくことが多い。看護婦の大半は二十才そこそこで現場に出ているわけだから、同い年の看護婦はともかくとして、年下の看護婦であっても現場では医師よりベテランであったりする。その様相たるやまさに頭が上がらないといった状況であり、現場の若手医師は一旦看護婦たちからつまはじきにされたらまず仕事にはならないのである。

独身の若手男性医師は若い看護婦によくもてる。年齢的に近いことなど以外に、それこそ色々な理由があるのだろう。だから、彼らは、彼女たちの多くと等距離の関係を保ち続けておけばまず男女関係においては波静かな研修生活を送ることができるはずである。既婚の男性医師も、もてこそはしないが、まずまず無難に研修時代を過ごせると思われる。

問題は独身の若手女性医師である。彼女たちは往々にして看護婦と対立関係になってしまう要素を持っており、波風が立ってしまうことも実際上起こっている。

私は男なので看護婦の心理は理解できない部分もあるが、実際彼女たちの言い分を聞くと同性というのはやりにくい部分も多々あるらしい。男性の言うことは聞けるけど女性の管理職に従うことには（特に相手が若い場合には）抵抗を感じるという面もあるらしい。

一般の会社でも総合職（管理職コース）の女性に対して普通のOLとの摩擦があるとのことらしいが、これと大同小異である。

また、研修医の教育はマンツーマンもしくはグループで行なわれ、人間関係が非常に重要となるが、この人間関係に男女の関係が入ってくるとこれもなかなかややこしい。多くの男性医師は女性医師との仕事に慣れていない場合も多く、新人女医を仕事より容姿で評価したりするなどちぐはぐな対応となってしまう場合や、はたまた特別に親密な関係になってしまったりする場合もある。それが研修の規律を乱すから一概に悪いのかといえば、そのまま幸せに結婚したりする場合もあるし女医にしても研修中に結婚相手の医師をせっせと選んでいたりするのだから、ここに人間という生き物の難しさや深さを垣間見る思いがする。

医師の研修現場の平均的な姿の一端を述べてみた。女医と看護婦の特殊な関係についてはまあ、これは女性の足を男性だけでなく女性もが引っ張るという世間一般によくあるケースであると理解して我慢すればいいと納得していただければいいのであるが、問題は研修に至るまでの次頁に記する入局先選択の自由についてなのである。

入局後待ち受けている研修の現場の実情を前頁までに大まかに述べたが、実際に入局は本人の希望通りに行われているのだろうか。

男性についてはよほどの事情が無い限りまず希望はかなうと思って間違いない。しかし女性については実質的には「採用しない」医局もあるし、採用する際に「六年間は結婚禁止」とか「結婚したら大学を出てもらう（医者をやめろとまではさすがに言わない）」などの条件をつけたり、なかには男女雇用均等法時代という事情を考慮して「野球のできる人」とか「身長一七五センチ・体重七〇キロ以上」などという半ば冗談のような婉曲的な条件をつけて実質上の入局差別を行っている医局も多い。

たしかにこれは一面「意地悪」とも見える採用状況である。しかし、教授や医局長らの言い分も一応聞いてみよう。どうやら彼らの本音としては、女の若手はあてにできないどころか医局のお荷物になる可能性すらあると判断しているらしい。

まず、新人の研修医の仕事は大変にハードである。医局の下積みなのだから当然とも言えるが、当直・緊急呼出し等何でもありの数年間を送ることが医局の運営にとって欠かせない戦力となっている。下積みの時期を過ぎてから、その働きの評価に応じて助手に採用され、さらには講師以上の幹部へと登用されていくのである。そしてハードな生活はややその質が変わるだけで長きにわたって依然として変わらない。

ところが、この時期は女性にとって妊娠・出産の適齢期と重なるために、独身のうちはともかくとして結婚後は医局のペースに合わせて仕事をすることが不可能になることが多い。子供を抱えた女医さんの問題は本来社会の問題なのであるが、医療の現場では「当直をしない」「昼間しか病院にいない」「子供の急病などで勤務時間中も突然早退したりする」「結婚・夫の転勤・妊娠などの事情でいつやめてしまうかわからない」などといろいろ事情をもつ彼女たちに対して「女性は戦力にならない」と断言する男性医師も多い。同性の看護婦すらもいざという時には男性医師を頼りにする傾向にある。更には女医に対するアンケートでも、女性医師より男性医師が信頼できると答えているとのことである。

高校生の女性にとって、こういう書き方をされると、何で医療の世界に均等法の概念が存在していないのかと怒ってしまうかもしれない。しかし、医療の現場の封建制は、小説「白い巨塔」でも知られている通りなかなか一朝一夕には改善されるものではない。若手が意見を自由に言える状況はあまり期待できない職場である。なにせ、学位授与の審査権が絶対権力者たる教授にあって、学位ボイコット運動などの大学紛争がおこっても状況は結局はなにも改善されなかったくらいなのだから…。そして現在はさらに専門医制度の認定も結局のところ教授ににらまれて医局にいられなくなったら難しいわけだから、若手は医局にがんじがらめということになる。

したがって、現実的に多くの女性医師は賢くも（?）時間の融通がつけやすい科に避難して集中的に入局するのである。具体的には、眼科・耳鼻科・皮膚科・麻酔科などが多くなる傾向にある。これらの科でも本音は男性を採用したいらしいのだが、これまで男性の希望者が比較的少なく、それゆえ女性への門戸は広い傾向にあった。

たしかにこれからの医師過剰時代において女性の就職は厳しくなるといわれている。しかし、よく考えれば男性の就職とて順風満帆という訳ではないのは当然である。

現実の女性医師の生き方を見ていると、みな意外と賢いと思う。

考えようによっては女医は人生の選択の幅が広い職業ともいえる。ある教授がしみじみ言っていたが「女性は失うものがないから強い」とはまさに当を得ているといえる。私の経験でも特に子持ちのオバタリアン女性は天下無敵である。別の教授は「男は仕事で干すことができるが女を干す方法は無い」と言っていた。女医の多くは男とは全く違った土俵で勝負しているのである。だから本当は各医局とも女性の力が怖いので入局させないのであろうと思われる節は多々ある。

考えてみれば男性医師の立場も厳しいものがある。なにせ封建的な医師社会のこと、出世しなかった医師に対して周囲の目は冷たい。男が偉い職場において偉くなりきれなかった男は本当に立場が無い。医師の出世競争はサラリーマン以上にはるかに激烈である。なにせサラリーマンは社長にならなくてもそこそこに出世していればまあまあと評価されるのであるが、勤務医においては大学教授もしくは大病院の部長にでもならない限りヒラで溜まってしまって人員整理の対象となる可能性が高い。今までは夢破れて人員整理の対象になっても、関連病院への出向ポストや開業などの受け皿を用意することによって人事の停滞を防いできた。しかし、開業の項や地域医療計画の項で述べた如くそれらの受け皿はもはや頭打ちであり、勤務医の社会は見方によれば狭いカゴの中でたくさんのネズミが体と体をぶつけあいながらひしめきあっている状況になってきたともいえる。女性医師が窒息を嫌って逃げたとしても多くの男性はとどまるしかない。

選択の幅が狭い男性医師も結構哀れなものである…。

私の結論としては女性が医師になるのは条件付きで賢い選択であると思う。それは、既に開拓されている女医の進路に乗っかることであり、そうすれば相当通常の勤労女性よりはいい労働条件が待っている。

その進路とは、まず第一に医師と結婚することである。何でも同業者結婚というのは生活においては有利なことが多いのだが、特に医師においてはその傾向が顕著である。夫婦で医師免許が一枚なのと二枚なのでは全然違うのである。そして、第二は男性医師と同じ土俵で競争しないことである。男性はとても厳しい労働条件下で競争を強いられているのだが、女性はそれとは一線を画して労働してる人が多く、彼女たちは生き生きしている。第三に既に女性が多数進出していて女性の地位が確立し、ある程度女性の論理で動いている職場（科）に進むことである。

以上の条件を具体的な例で示せば、『A女医は卒後眼科に進み2～3年で医師と結婚した。夫も眼科医で臨床と研究に忙しい。結婚後彼女は一応医局に籍はあるものの立場が比較的自由な研究生となり、出産・育児の数年～十年間は仕事を忘れない程度に大学に顔を出す。その間に夫は助手・講師と出世していく。子育てが一段落した彼女は眼科診療所を開業し、診療時間も家事や母親として必要な時間に配慮して自由に設定し、一家を食べさせるために必死に働く男性開業医よりも働きを抑えてかつ一般の中高年女性のパート収入に比べるとはるかに有利な収入を得る。夫は妻が家で稼いでいることにより、大学の給料が安くてもアルバイト診療等の無駄をする必要がなく出世に専念できる。また、妻の診療技術の進歩を助けるために色々な助言を与えることができる。また、妻の診療所で手におえない患者を大学に紹介する際も、夫が大学で権威ある地位にあるのできわめてスムーズにことが運ぶ。こうして、夫が地位で妻が金という役割分担が見事に完成する。』

大学の出世競争には色々な要素があるが、経済力が無いと研究活動を効率的に続けられないのは一つの事実である。現に大学で出世している人の中にはかなりの割合で、親（実家）が金持ちか妻が開業等をしていて経済的な責任をほとんど負わされていない（仕事は地位につくことだけ）人がいるようだ。さらに、妻が開業していれば、もしも大学で出世競争に破れて大学を去らねばならないといった場合に新たに開業を検討する労力なしに簡単に開業できるという逃げ道があるという点も大きなメリットである。とにかく医師の二人三脚は有利だ。

大学や病院勤務においては医師の男女差別はたしかにある。しかし、開業してしまえば逆に女性が有利な場合もあると思われる。健康保険の診療点数は男が診ても女が診ても一緒だから労働の価値は全く同じに評価される。企業のように同一労働に対してややもすると男に多い賃金を払うといったこと（扶養家族手当や社宅等の現物給与も含めて）は一切ない。しかも女医は、共働きでも独身でも稼ぐノルマのハードルが家族をかかえた男性開業医よりも低く設定できるし、かといって無資格の中高年女性のパート収入とは医師免許一枚のおかげではるかに違った高い収入を得ることができる。主婦兼女医が病院外来診療のパート医師となっている場合も多いが、男性医師が大学の無給の見返りとしてパート医師の時給の水準を高く維持していてくれるおかげで主婦医師のパート労働は極めて割がいい（例えば九時～十二時等半日勤務を週三回として、一回三万円なら三万×三日×四週で月三十六万、年四〇〇万以上という計算が簡単に成り立つ。もしもどこにでもある時給八百円程度のバイトならばこの労働条件では週一万円にもならない）。男性の医師たちは今後も医師の収入や社会的評価を高く保とうとして必死にがんばるだろうから、そのおこぼれをしっかり頂戴すればいいのである。一般的に男性の社会的評価の極めて高い職業に入り込んだ女性は、その高い待遇をそのまま享受できることが多く極めて有利である。

最後に参考までに日本が多くを手本としているアメリカにおける女医の現状も少し説明しておこう。

女子医学生の増加は日本に限らない世界的傾向であり、アメリカにおける医学部志願者の割合はここ十年で二割台の半ばから一割以上も上昇した。よって、我が国にくらべるとさらに『女医大国』ともいえる。しかし、我が国と異なる点は女子の年齢の違いである。日本においては女子は比較的浪人・留年の少ない若年層が大半を占めるのに対して、アメリカは女子医学生に高齢者が多い（特に三十八才以上の医学生にこの傾向が著しいとのことである）。そして、女子医学生を支える家庭の安定性や経済力が日本では恵まれているのに対して、アメリカでは低所得等家庭的に恵まれない女子医学生が多いとのことである。したがって、勉学に対する自信も日本とは逆に男子学生を下回っているとの調査報告が出ている。

入学後の厳しい勉強や女性に伝統的な結婚適齢期にまつわる問題や家事・育児の負担などのために精神的ストレスを感じる割合も高く、医学生の精神保健関係の相談率も男子の約三倍で二〇%にも達するとのことである（女性には「不安・抑うつ状態」が多く男性には「強迫性人格障害」が多いらしい）。

卒業しても悩みは続き、研修医の出産や育児についても産休制度があるのは研修病院の五割強でしかなく、保育施設に至っては一〜二割とのことである。自由競争の国アメリカでは『労働に対して報酬を支払う』という姿勢が社会的に徹底しているので母性保護には意外と冷淡なのである。

日本と同じく、女性の進む科も特徴的かつ限定的である。多い順に①小児科②産婦人科③精神科ということであり、これらの科では絶対数でも男性を上回っている。逆に、最も男性に偏っている科は一般外科であるとのことである。

出世に関しては日本とほぼ同じ傾向であり、教授職に占める女性の割合は極めて低い。しかも、その割合は女子医学生の増加にもかかわらずほとんど増加は見られないとのことである。

男女平等の国アメリカ（多分に建前の部分も多いが）の女医もその実態たるや意外と大変なようである。日本は少なくとも女医に関しては待遇的にアメリカと比べて大差ないようにも思えてくるが如何なものであろうか…。

第二十一章　おわりに

大学入試は大変である。なにせ、その結果は本人の一生を大きく左右する可能性が高いのだからみんな勉強せざるを得ない。特に現代の若者は一学年の大学受験者数が未だに高レベルにあるため、競争相手が多いからなおさらである。

こんなに数が多い原因は戦後の第一次ベビーブームで生まれた子供達（ピーク時には一学年二七〇万人）が結婚して更に生まれたいわゆる第二次ベビーブームの影響が未だ完全には消えていないからなのである。このピークは平成四年に十八歳だった一学年約二〇五万人の世代であり、これに続く世代の受験が終わるまで当分受験事情は好転しないと見込まれる。考えてみればこの世代は、幼稚園・小学校・中学校・高等学校・大学・就職と常に団塊の世代として生きていくのであるから何かと本当に大変である。特に老後については大切にされるにはあまりに数が多すぎるのではないだろうかと懸念される。それだけに人生においては自分のおかれた状況を常に冷静に判断してがんばってほしいものである。

それにひきかえ、最近生まれている子供達は一学年一二〇万人前後と大変数が少ない。そして、早速その影響は幼稚園の経営に大きなインパクトを与え、いまや園児集めは経営上というより幼稚園の生存をかけての大きなテーマとなっているらしい。大学もいずれこの世代が入学してくることを見越しているからこそ、入試環境が現在絶好調なのにもかかわらず女子大が共学化に踏み切ったり学部を再編成したり新キャンパスを建設したりして来たるべき戦国時代に着々と備えている。

学歴社会においては偏差値の高い大学への進学こそがエリートへの道であり、最終学歴としての大学名は就職後も経歴管理の上で常に影響を及ぼし続ける。特に公務員それもエリートコースになればなるほどその傾向が顕著で、学歴社会のピラミッドの頂点に立つ東大法学部卒業生は官僚の道に進んだ場合には圧倒的に出世してしまう。いわゆる駅弁大学を出たのでは彼らに太刀打ちすることは大変難しい。日本の国を動かしている官僚制度の中核はまぎれもなく東大法学部卒業生たちである。

「天下り（あまくだり）」という言葉を聞いたことがあるだろうか。これは、役人が定年後、関連する民間の企業や民間と公的の中間的な団体に就職することを指している。これだけとりあげれば民間の定年後の再就職と何ら変わらないように思えるが、天下りが問題になる理由はその就職の条件が信じられないほど有利なことなのである。まず、ポストはいきなりトップであったり少なくとも役員待遇であるし、当然給料もかなり高い。そして、二〜三年在籍しただけでも通常では考えられない高額の退職金を手にするのである。そして何回も再就職してはその度に退職金を稼ぎまくる人も多い。もしも元の職が高級官僚でなかったならば、絶対にありつけないオイシイ待遇をうけるのである。彼らの定年後はかくもリッチであるし、彼らはこの制度を絶対やめようとしない。

あなたが医学部を受験しようとする理由は何であろうか。何を求めて受験するのか。実のところはよくわからないまま結局受験してしまうのか。医師の子弟を除いてはそういう人が実に多い。しかし、受験競争に勝つ意味も官僚になる競争などとはやや違うのだ。

医学部の入試は依然難関であり、それ故にブランドにもなっている。二十才前に人生の進路を決めてしまう現在の医学部入試制度がある以上医学部受験ということは高卒で医療界に就職したとでも考えなくてはならない側面があるのだが、それを教えてくれる進路指導はまずないと言える。所詮進路指導をする教師も進学先の内容については知識も関心も無く、ひたすらに有名大学や医学部へ多数の合格者を出すことが自らの評価につながるのだからこれはやむを得ない。医学部へ進学するということは本来大変素晴らしい選択のはずであるが、未成年の段階において人生を決定させる現在の日本の医学部入試制度はやや酷な気もする。米国においては大学を卒業した人が医学部に進学する制度になっているので大分状況が異なるのだが、とにかく現在のところ医師の子弟以外の多くはほとんど予備情報を持ち合わせないで単なるブランド追求として医学部に入学しているのである。

入学後、適応できないという理由で退学する人間も居ないではないが、多くは次なる関門である医師国家試験合格を目指して新たにネジを巻き始めるのである。そして、気がついたらいつしか医師になっていたという状況であろう。かくして現在の医師の中には、何で医師になったのだか自分でもわからない人が結構いても不思議ではない状況になっている。

私が高校の時分で医学部ブームまっさかりのころに、某関西の旧帝国大学系有名国立大学医学部に合格したばかりの人がテレビのインタビュー番組に出演していたのを覚えている。彼は「どうして医学部に入ったのですか?」という問いに対して「地位と金です」とはっきり答えた。これは当時特に驚くべきことでもなかったのだろう。しかし、この世代はすでに医師となったが彼は今もってまだこの目的を追求し続けているのだろうか。もしそうならば本来算術より仁術であらねばならないはずの医療の世界にとっても当然不幸なことだが、たとえそうでなかったとしても入学時の目的をとげることができなかったのだからこれは本人が不幸であると思う。

「地位と金」を大事な目標にして医学部に入学することはいずれにせよ不幸なことなのではないのか。たしかに地位も金も医師にとって大事ではあるが、これは本来目的ではなくて結果であらねばならない。読者も患者の立場で考えればこのような医師は考えものであると思うであろう。これは「日本の不幸」なのである。ついでながら「難しいから受験する」という論理も頭が良いのではなく実は何も考えていないことを証明している。

最近の若い人々には明らかに金銭や労働に関する価値観の変化がおこっていると思う。パート・アルバイトなどは以前は「定職についていない」などという評価をされることが多かったが、『フリーター（フリーアルバイター）』などという言葉まで誕生した現代においては従来の労働に対する価値観とは違った新人類的な発想があるようにも思われる。もし医師が仮に高収入であったとしても、現代の若者はその高さが知れたものであれば以前の世代のように収入には飛びつかないかもしれない。

その原因として考えられるのは、日本の社会が発展期から成熟期へと変貌しつつあるという点にあるようだ。敗戦によって日本中の都市が焼け野原となった昭和二十年には金持ちや地主の多くまでもが貧民となり、おりしもアメリカから民主主義が導入されて日本人はほぼ一線のスタートラインに立つこととなった。それまでの天皇陛下という神様がいてその下に財閥・地主・資産家などがあり税金をたっぷり納めている男にだけ投票権があるという身分差別的世の中から一挙に横並び社会へと変身したのである。だから戦後においては働くことによって他人よりも金持ちになると豊かな生活をすることができた。そしてそれが日本人の働く原点になっていた。一時は国民総中流意識などとよばれて労働者世帯のほとんどがそこそこの満足をしていたのである。しかし、現代の若者の置かれた競争条件は本当に経済的に横一線であろうか。答えは明らかにノーの時代となっている。

身近な問題としては住宅をはじめとする不動産問題である。どうしてあんなに家やマンションが高いのか、それは最初から親の資産援助や相続という反則技を使う連中がいるのでそもそもまともな競争にならなくなってきているのだ。日本の社会のエネルギーを形成していた公平なスタートラインからの競争というルールは崩壊しつつある。昔はヒラ・係長・課長・部長と出世していけば賃金は上がり（ここまでは現在も同じだが）、出世が豊かな生活をもたらしてくれた。また終戦直後はいろんなビジネスチャンスがあった。大きな企業があまり無かったので個人が小さな町工場を始めても十分に成長していける時代背景があったのである。現代の一流企業のかなりの部分が戦後の零細企業から発展したものである。まさに労働がサクセスストーリーを生んだ時代だったのである。

しかし平成の若者が何か事業を始めようにも条件はかなり悪くなっている。将来一流会社になれるほどの仕事をかりに始めたとしても、その事業が本当に有望ならば大企業があっというまに競争に参加し、その巨大な資本力で簡単に押しつぶしてしまう。だから、最近成功した若い企業の例を見ていると、もともといわゆるすき間産業だったり製造業とはまったく別次元の情報産業だったりと穴場狙いなのである。あなたが今から冷蔵庫の製造や自動車製造など日常ありふれた会社をつくろうとしてもすでにとても勝ち目はない。社会が発展期から成熟期に入り、若者には競争する動機が失せる状況が生まれつつある。

現代は日本総『世襲』時代となってきた。すでに述べた不動産の問題でもサラリーマンがゼロからスタートして定年まで頑張って働いたとしても、現在の賃金水準では家を買える予算の限度が年収の五倍つまり三〇〇〇～四〇〇〇万円というのに、世襲によって高額の不動産購入資金を得たりもしくは不動産そのものを得てしまう人がマイホーム競争に圧勝してしまうので、世襲が無いサラリーマンはどんなに真面目に働いても遠くて狭くて便利の悪い家をやっとこさ三〇〇〇～四〇〇〇万円で買うのが関の山という現実になってしまう。会社で机を並べて働いている同僚でも、A君は三〇年ローンと遠距離通勤にアップアップし、B君は高級住宅地に親が家を建ててくれて優雅な暮らしぶりなどというのではなにか出世競争が白けてくる。

不動産に限らない。会社も最近は『世襲』が大はやりである。あちこちで続々『二世社長』が誕生しているが、いずれも創業者である親が苦労して会社を発展させて一流となった時点で苦労知らずの子弟に継ぐというパターンである。たしかにこれは昔からあったのだが、問題は現代においてはこの方法以外に自分の力で大会社をつくって社長におさまるのが難しいという点にある。いまや世界に冠たる日本の大企業にはなまじの方法では勝てる見込みは薄い。大会社の社長になるにもやはり親（結婚相手の親も含む）次第といったところか。

政治家とて似たりよったり。最近若手で彗星の如く登場してくる議員の大半が、現職の政治家の息子であったり娘婿だったり、もしくは色々な理由で地盤や支持者をそっくりもらった人達なのである。やはり個人の努力とは別次元の勝負となってしまっている原因は選挙に金がかかったり応援の人脈が不可欠だったりなど色々あると思うが、なにせ一般市民が議員になるのはいささか敷居が高くなってしまったことは間違いない。選挙の仕組みや政治資金のありかたなどを変えれば広い裾野から政界の人材を集めることが可能なのだが、現代日本の政治家たちにはそんな考えはあまりないように見える。

世襲がありとあらゆる職業に起こり（正確には身分差別時代への復古というべきか）、なんと最近は俳優の世界にまでその傾向が出てきた。そして又開業医の世界も例外ではなくなりつつある。問題はこれからの人々がこれについてどう感じているのかという点にある。多分、自分の力が微々たるものであることを察してそれなりに賢く精一杯生きるのであろう。政治にも無関心で天下国家を論じる若者が減っているのは、「それは自分の仕事ではない」ことをなんとなく肌で感じているからではないのか。

これからの日本において労働して収入を得るということはいかなる意味を持つのであろうか。趣味か？最低生活の保障か？しかしそれなら働かずに生活保護でももらった方がましか？とにかく労働高収入の向きに並んでいたメダカの群れは方向を失ないつつある。

日本は長い歴史と文化を持った国家である。そして、その歴史の大半は身分のはっきりした階級社会であった。日本人の精神構造の中にも「お上のやること」とか「えらい人（頭がいいのではなく身分が高い）」とかいう具合に『人の上に人をつくる』ことを当然視する傾向は今もってある。つまり本来は身分差別にあまり抵抗がないのかもしれない。

そこへたまたま昭和二〇年に戦勝国アメリカが自由と平等の論理を持ち込み農地開放や財閥解体をおこなったのだが、占領から開放された後再び日本には地主と小作人（?）が生まれ独占的大企業も復活した。今もアメリカは日本の制度が（アメリカ人の論理からして）フェアでないとして外圧をかけ続けているが、日本人はもともとフェアを望んでいないのではないかと思えるほどの摩擦が現実にはおこっている。多くの人間が長い時代にわたって肩を触れ合うようにして狭い国土で生活してきた日本人にとっては、ライバルと競争してギスギスするよりも、それなりに身分が安定して無用の競争は避けたいとする論理が生まれるのもわからないではない。

もしかしたら医学部ブームは戦後のアメリカ的自由競争の時代にたまたま医師の収入が良かったという条件が重なって、豊かな生活を求めた志願者が殺到した社会現象なのではないのだろうか。たしかに医師の第一関門たる大学入試はまさに自由競争にうってつけの場であったのだ。

これから養成される平成の医師像はいかなるものになるのであろうか。私立医大の経営の動向や定員の問題や地域医療計画の動向や受験生気質の変化など色々な要素が複雑に絡み合うために明確な予測は不可能であるが、経済的な魅力という面はだんだんメッキがはがれて失せていくであろう。その場合には当然受験の偏差値は低下し（適正化したというべきか）現在より学力的には劣る学生が入学してくる。問題はそれからであり、医師の能力低下という形として表面化してくればとてもまずい事態となるが、動機不純（単なるエリート指向）な志願者の淘汰という形や金権医療の改革という結果をもたらせばこれは成功の方向に動く。受験の難易度が下がれば本当にボランティア的な動機で医師を目指す人の合格する数も増えようし（高い偏差値が目的の受験生は他に志望を振り替えてしまうから）、本来適性のある人が医師になるべきなのだからこれはまさに好ましいことである。

現在すでに医師養成において入学時にも国家試験受験時にも適性検査が無いことが問題になって入試に小論文を導入するなどの試みが行なわれているようだが、私に言わせればたとえ面接をしたところでよほどの変人をはじき出すことしか出来ないであろう。適性ある人材を医師にするには、なんといっても医師にまつわる突出した異常事態ともいえる経済問題を解決する必要があったのである。偏差値の低下は医学部ブーム以前の適正な状態に戻る程度であればなんら問題にはならないはずである。

そもそも医師は理科系なのだろうか。一応医学は科学という範疇に入っているから理科系という判断で入試が行なわれているのかもしれないが、実際のところ医者には微分も積分も必要無いし、数学なぞ電卓をたたけるだけの能力があれば何も困らないのである。理科系の知識が不要とは言わないが、理科と文科をあわせもった全人的な人格が望まれているのではないだろうか。ガチガチの理系の人は往々にして人間嫌いで機械が好きだったりする。しかし、医療は機械を相手にするのではなく生身の人間を相手にしたとてもドロドロした仕事である。医療の現場では、データばかり見て患者を診ない医師はしばしば批判の対象となる。人間嫌いの偏差値エリートは一般に医師という職業には向いていない。

医療の現場つまり臨床に向かない医学生は基礎医学研究に進んだらいいとは昔からよく言われていることである。だが、一旦医学部に入ってしまったら、それは周囲の事情が許さないことが往々にしてある。現在基礎医学の教室において極端に人材が不足している最大の原因は「臨床のほうがお金になる」という点にあるといってもいい。基礎の教室で勉強している医師の中にもアルバイトとして診療に携わっている人も多い。経済的に豊かである臨床にマンパワーが集中してしまうのである。これはきわめていびつで困ったことであるが、それもこれも臨床に富が集中したからである。医学部に入学した時点で経済的に恵まれることを約束されたかのような錯覚に陥った人や、医学部入学のために多額の教育投資をした人は、自らの適性ではなく経済的理由から臨床を選んでしまう可能性がある。しかし、これは医療を受ける患者側にとってみれば問題である。

医療はたいへん社会性が強い仕事であり、適材適所が強く望まれることはいうまでもない。私の望みは適材が充分納得の上で多数医療・医学の道を志してくれることである。

私はこの本において数多くの事を述べた。あまりに多すぎて読者には結局のところ医学部を受験していいのか悪いのか迷いを与える面もあったかと思う。しかし、一通り読んでそれなりに医者という職業が理解できたら、あとは好きなら進めば良いし、嫌いなら他の進路も検討してみると良いと思う。地位と経済の面も関心があるのは事実だろうが、どの程度の期待をしていいのかという点については私的意見を述べさせていただけば「低下傾向にはなるが同じ先生でも多分学校の先生よりはややましという程度あたりで落ち着く」のではないかと推測している。それが社会的にもまずまず正当な評価であろうと考えるからであるし、だれからも批判されない水準の待遇であろう。

貴方が良き進路を選択し、幸福で充実した人生を送ることを願っている。

医師法（抜粋）

第一条〔医師の任務〕 医師は、医療及び保健指導を掌ることによって公衆衛生の向上及び増進に寄与し、もって国民の健康な生活を確保するものとする。

第二条〔医師の免許〕 医師になろうとする者は、医師国家試験に合格し、厚生大臣の免許を受けなければならない。

第三条〔絶対的欠格事由〕 未成年者、禁治産者、準禁治産者、目が見えない者、耳が聞こえない者又は口がきけない者には、免許を与えない。

第四条〔相対的欠格事由〕 左の各号の一に該当する者には、免許を与えないことがある。

一　精神病者又は麻薬、大麻若しくはあへんの中毒者

二　罰金以上の刑に処せられた者

三　前号に該当する者を除く外、医事に関し犯罪又は不正の行為のあった者

第七条〔免許取消、医業停止、再免許〕 医師が、第三条に該当するときは、厚生大臣は、その免許を取り消す。

2　医師が第四条各号の一に該当し、又は医師としての品位を損するような行為のあったときは、厚生大臣は、その免許を取り消し、又は期間を定めて医業の停止を命ずることができる。

3　前項の規定による取消処分を受けた者であっても、疾病がなおり、又は改しゅんの情が顕著であるときは、再免許を与えることができる（以下略）。

第九条〔試験の目的〕 医師国家試験は、臨床上必要な医学及び公衆衛生に関して、医師として具有すべき知識及び技能について、これを行う。

第一六条の二〔臨床研修〕 医師は、免許を受けた後も、二年以上大学の医学部若しくは大学附置の研究所の附属施設である病院又は厚生大臣の指定する病院において、臨床研修を行なうように努めるものとする。

第一七条〔医師以外の者の医業禁止〕 医師でなければ、医業をなしてはならない。

第一八条〔名称の使用制限〕 医師でなければ、医師又はこれに紛らわしい名称を用いてはならない。

第一九条〔診療義務等〕 診療に従事する医師は、診察治療の求があった場合には、正当な事由がなければ、これを拒んではならない。

（中略）

第二五条〔医道審議会〕 厚生大臣の諮問に応じて、（中略）に規定する処分又は医道の向上に関する重要事項を調査審議させるために、厚生大臣の監督に属する医道審議会を置く。

医療法（抜粋）

第一条〔目的〕この法律は、病院、診療所及び助産所の開設及び管理に関し必要な事項並びにこれらの施設の整備を推進するために必要な事項を定めること等により、医療を提供する体制の確保を図り、もって国民の健康の保持に寄与することを目的とする。

第一条の二〔病院、診療所〕この法律において、「病院」とは、医師又は歯科医師が、公衆又は特定多数人のため医業又は歯科医業をなす場所であって、患者二十人以上の収容施設を有するものをいう（以下略）。

第四条〔総合病院、類似名称の使用禁止〕病院であって、患者百人以上の収容施設を有し、その診療科名中に内科、外科、産婦人科、眼科及び耳鼻いんこう科を含み、且つ、第二十二条各号に規定する施設を有するものは、その所在地の都道府県知事の承認を得て総合病院と称することができる。

2 総合病院でないものは、これに総合病院又はこれに紛らわしい名称を附けてはならない。

第七条〔開設の許可〕病院を開設しようとするとき、医師及び歯科医師でないものが診療所を開設しようとするとき、又は助産婦でないものが助産所を開設しようとするときは、開設地の都道府県知事の許可を受けなければならない。

4 営利を目的として、病院、診療所又は助産所を開設しようとする者に対しては、前項の規定にかかわらず、第一項の許可を与えないことができる。

第七条の二〔都道府県等による病院開設等の制限〕都道府県知事は（中略）病院の病床数が（中略）医療計画において定めるその地域の必要病床数に既に達しているか、又は、（中略）超えることになると認めるときは（中略）許可を与えないことができる。

第八条〔開設の届出〕医師、歯科医師又は助産婦が診療所又は助産所を開設したときは、開設後十日以内に（中略）届け出なければならない。

第一〇条〔病院、診療所の管理者〕病院又は診療所の開設者は、その病院または診療所が医業をなすものである場合は医師に、歯科医業をなすものである場合は歯科医師に、これを管理させなければならない。

第一六条〔医師の宿直〕医業を行う病院の管理者は、病院に医師を宿直させなければならない。

第三〇条の三〔医療計画〕都道府県は、当該都道府県における医療を提供する体制の確保に関する計画（以下「医療計画」という。）を定めるものとする。

難易度、初年度学費等（2000年）

（学費の単位：万円）

大学・医大名	設立	募集	難易度	初年度学費	うち入学時納入分
北海道大	国立	95	72	75.58	51.64
札幌医大	公立	100	67	95.58	71.64
旭川医大	国立	95	65	75.58	51.64
弘前大	国立	100	65	75.58	51.64
岩手医大	私立	80	60	900	全額納入
秋田大	国立	100	64	75.58	51.64
山形大	国立	100	63	75.58	51.64
東北大	国立	100	70	75.58	51.64
福島県立医大	公立	80	64	県内103.78 県外159.18	県内71.86 県外127.26
群馬大	国立	85	67	75.58	51.64
自治医大	私立	100	67	学費等6年分が貸与され、貸与期間の1.5倍自治体勤務で返還免除	
獨協医大	私立	70	58	1180	全額納入
筑波大	国立	95	66	75.58	51.64
埼玉医大	私立	100	59	1107	全額納入
防衛医大	国立	65	70	学費は無料で手当も支給されるが、卒業後9年間自衛隊に勤務する義務あり	
千葉大	国立	95	71	75.58	51.64
日本大	私立	110	62	995	795
帝京大	私立	100	58	1220.24	946.44
日本医大	私立	100	67	664.54	全額納入
東京大	国立	100	75	75.58	51.64
順天堂大	私立	90	64	700.42	480.42
東京医歯大	国立	75	70	75.58	51.64
慶応大	私立	60	72	350.25	216.25
東京医大	私立	110	64	952.52	全額納入
東京女子医大	私立	100	63	1203.4	全額納入
慈恵医大	私立	100	64	750	全額納入
昭和大	私立	110	66	1322.5	1147.5
東邦大	私立	100	61	1079.04	全額納入
杏林大	私立	90	63	935.14	570.14
横浜市大	公立	60	69	市内86.47 市外100.22	市内38.59 市外52.34
聖マリ医大	私立	100	60	940	全額納入
北里大	私立	100	63	1001.34	全額納入
東海大	私立	100	63	1095.12	648.62
山梨医大	国立	100	64	75.58	51.64
信州大	国立	95	67	75.58	51.64
新潟大	国立	95	66	75.58	51.64
富山医薬大	国立	90	62	75.58	51.64
金沢大	国立	95	66	75.58	51.64
金沢医大	私立	100	60	1153.2	全額納入

全国大学医学部募集人員、

大学・医大名	設立	募集	難易度	初年度学費	うち入学時納入分
福井医大	国立	95	64	75.58	51.64
浜松医大	国立	100	67	75.58	51.64
岐阜大	国立	80	66	75.58	51.64
名古屋大	国立	100	70	75.58	51.64
名古屋市大	公立	80	67	75.38	51.44
藤田学園大	私立	100	60	827.6	全額納入
愛知医大	私立	100	61	1050.	825
三重大	国立	100	64	75.58	51.64
奈良県立医大	公立	95	65	県内 79.12 県外 131.12	県内 51.19 県外 103.19
滋賀医大	国立	95	65	75.58	51.64
京都大	国立	100	76	75.58	51.64
京都府立医大	公立	100	67	府内75.38 府外95.88	府内43.46 府外63.96
関西医大	私立	100	67	986	598.5
大阪医大	私立	100	68	945.5	718.5
大阪市大	公立	80	68	市内69.38 市外81.38	市内45.44 市外57.44
大阪大	国立	90	73	75.58	51.64
近畿大	私立	95	65	1080.55	840.55
和歌山県医大	公立	60	63	県内 75.58 県外 122.58	県内51.64 県外98.64
神戸大	国立	95	68	75.58	51.64
兵庫医大	私立	100	62	1182.5	942.5
鳥取大	国立	75	63	75.58	51.64
岡山大	国立	95	67	75.58	51.64
川崎医大	私立	100	58	1090.5	全額納入
島根医大	国立	85	63	75.58	51.64
広島大	国立	100	67	75.58	51.64
山口大	国立	85	66	75.58	51.64
徳島大	国立	95	65	75.58	51.64
愛媛大	国立	95	63	75.58	51.64
高知医大	国立	90	64	75.58	51.64
香川医大	国立	90	65	75.58	51.64
産業医大	私立	95	67	学費等6年分が貸与され、貸与期間の1.5倍産業医勤務で返還免除	
九州大	国立	100	73	75.58	51.64
福岡大	私立	100	62	1052.37	856.77
久留米大	私立	100	63	931.3	665.3
佐賀医大	国立	95	65	75.58	51.64
長崎大	国立	95	68	75.58	51.64
熊本大	国立	100	67	75.58	51.64
大分医大	国立	85	64	75.58	51.64
宮崎医大	国立	100	62	75.58	51.64
鹿児島大	国立	85	67	75.58	51.64
琉球大	国立	95	64	75.58	51.64

医師国家試験合格者数の推移

年　度	合格者数	合　格　率
２１年	１３７人	昭和２１年　秋　第１回国家試験　５１．１％(137/ 268)
２２年	１５１５人	春８２．９％(1364/1646)　秋６０．２％(151/ 251)
２３年	１７６８人	春５５．４％(527/ 951)　秋６２．１％(1241/1996)
２４年	４６７７人	春６２．８％(2035/3242)　秋８６．９％(2642/3040)
２５年	７０９７人	春９２．５％(6670/7208)　秋６１．２％(427/ 698)
２６年	７４２５人	春９７．３％(7237/7438)　秋５０．７％(188/ 371)
２７年	５２４８人	春９３．４％(4999/5352)　秋６０．３％(249/ 413)
２８年	３０９０人	春８７．６％(3090/3447)　秋４３．０％(162/ 377)
２９年	３２５２人	春９２．４％(2984/3229)　秋４５．１％(128/ 284)
３０年	３４８１人	春８４．８％(3075/3625)　秋７４．９％(406/ 542)
３１年	３４５９人	春８８．６％(3130/3534)　秋７２．０％(329/ 453)
３２年	２９３２人	春８９．７％(2701/3010)　秋６４．３％(231/ 359)
３３年	３０４３人	春８８．６％(2840/3204)　秋４８．７％(203/ 417)
３４年	３２６０人	春９４．９％(3128/3297)　秋５３．７％(132/ 246)
３５年	３２１８人	春９７．０％(3069/3163)　秋７８．８％(149/ 189)
３６年	３２３１人	春９３．２％(3036/3120)　秋７３．０％(195/ 267)
３７年	３１０８人	春９４．５％(2980/3155)　秋６２．７％(128/ 204)
３８年	３１０２人	春９６．６％(3001/3108)　秋６３．１％(101/ 160)
３９年	３１２７人	春９８．２％(3063/3120)　秋７１．１％(64/ 90)
４０年	３０３４人	春９７．２％(2961/3040)　秋７３．０％(73/ 100)
４１年	３０７８人	春９７．９％(3032/3096)　秋５８．２％(46/ 79)
４２年	３０４８人	春９３．３％(377/ 404)　秋９８．７％(2671/2705)
４３年	６５４４人	春97.6%(1137/1165) 97.9%(3056/3120) 秋97.9%(2351/2401)
４４年	３３４７人	春９６．０％(3060/3400)　秋７５．１％(287/ 382)
４５年	３７４１人	春９７．９％(3179/3247)　秋８９．５％(562/ 628)
４６年	３７２３人	春９６．６％(3359/3476)　秋８４．１％(364/ 433)
４７年	３９６１人	春９３．８％(3650/3893)　秋５７．１％(311/ 548)
４８年	４１４６人	春８８．９％(3627/4080)　秋５６．３％(519/ 922)
４９年	４０７６人	春８２．２％(3574/4346)　秋４６．８％(502/1072)
５０年	４２９５人	春８２．４％(3731/4528)　秋５５．０％(564/1025)
５１年	４６４３人	春８０．４％(4034/5015)　秋５２．５％(609/1159)
５２年	４９３７人	春７７．４％(4159/5373)　秋５６．３％(778/1383)
５３年	５５６２人	春８１．２％(4989/6145)　秋３９．６％(573/1448)
５４年	６００３人	春７８．０％(5467/7010)　秋２９．２％(536/1836)
５５年	７０８７人	春８０．４％(6341/7889)　秋３７．０％(746/2016)
５６年	７２５３人	春７５．６％(6220/8229)　秋４２．７％(1033/2419)
５７年	７４９７人	春７１．４％(6055/8478)　秋５２．８％(1442/2729)
５８年	７９１４人	春８４．９％(7339/8643)　秋３３．５％(575/1718)
５９年	８４４９人	春８６．０％(7829/9105)　秋３６．１％(620/1717)
６０年	７５４２人	８５．６％(7542/8808)
６１年	７９５１人	８３．６％(7951/9507)
６２年	８５７３人	８６．２％(8573/9940)
６３年	７８５４人	８１．２％(7854/9672)
平成　元年	８８２９人	８８．０％(8829/10037)
２年	７８６２人	８２．９％(7862/9488)
３年	８２５６人	８４．１％(8256/9812)
４年	７９８８人	８４．０％(7988/9515)
５年	８６９８人	９０．０％(8698/9664)
６年	７９８２人	８６．２％(7982/9255)
７年	７９３０人	８６．０％(7930/9218)
８年	８０８８人	８９．３％(8088/9057)
９年	７８４３人	８８．１％(7843/8898)
１０年	７８０６人	８９．６％(7806/8716)
１１年	７３０９人	８４．１％(7309/8692)
１２年	７０６５人	７９．１％(7065/8934)

※昭和２０年の終戦当時臨時医学専門学校が３０余校あってさらにインターン制度の新規導入の影響もあり、そのため昭和２０年代前半は合格率・合格者数とも一定しなかった.
※昭和４２～３年は大学紛争の影響で春の受験者が減ったり試験が年３回になったりした.

資　料

国民医療費の推移

	国民医療費	国民所得	対国民所得
昭和３６年度	0.513兆円	1 6.1兆円	3. 1 9％
3 7	0.613	1 7.9	3. 4 3
3 8	0.754	2 1.1	3. 5 7
3 9	0.938	2 4.1	3. 9 0
4 0	1.122	2 6.8	4. 1 8
4 1	1.300	3 1.6	4. 1 1
4 2	1.511	3 7.5	4. 0 3
4 3	1.802	4 3.7	4. 1 2
4 4	2.078	5 2.1	3. 9 9
4 5	2.496	6 1.0	4. 0 9
4 6	2.725	6 5.9	4. 1 3
4 7	3.399	7 7.9	4. 3 6
4 8	3.950	9 5.8	4. 1 2
4 9	5.379	1 1 2.5	4. 7 8
5 0	6.478	1 2 4.0	5. 2 2
5 1	7.668	1 4 0.4	5. 4 6
5 2	8.569	1 5 5.7	5. 5 0
5 3	1 0.004	1 7 1.8	5. 8 2
5 4	1 0.951	1 8 2.2	6. 0 1
5 5	1 1.981	1 9 9.6	6. 0 0
5 6	1 2.871	2 0 9.7	6. 1 4
5 7	1 3.866	2 1 9.3	6. 3 2
5 8	1 4.544	2 3 0.8	6. 3 0
5 9	1 5.093	2 4 3.6	6. 2 0
6 0	1 6.016	2 5 9.6	6. 1 7
6 1	1 7.069	2 6 9.3	6. 3 4
6 2	1 8.076	2 8 1.7	6. 4 2
6 3	1 8.755	2 9 9.6	6. 2 6
平成　元年度	1 9.729	3 2 0.2	6. 1 7
2	2 0.607	3 4 3.0	6. 0 1
3	2 1.826	3 5 9.0	6. 0 8
4	2 3.478	3 6 0.0	6. 5 2
5	2 4.363	3 5 8.9	6. 7 9
6	2 5.791	3 7 3.8	6. 9 0
7	2 6.958	3 8 0.2	7. 0 9
8	2 8.58	3 9 2.6	7. 3
9	2 9.15	3 9 7.6	7. 3
1 0	2 8.82	4 0 5.4	7. 1

診療科別医師数

	1998年末調査時における医師数			1996年末	増加率
	総数	構成割合	平均年齢	総数	(%)
医療施設の従事者	236933	100.0%	47.1歳	230297	2.8
内　　　　科	72702	30.7	51.3	72746	-0.1
心　療　内　科	433	0.2	45.1	280	54.6
呼　吸　器　科	2898	1.2	41.7	2724	6.4
消化器科(胃腸科)	9038	3.8	44.3	8296	8.9
循　環　器　科	7455	3.1	40.8	6719	11.0
アレルギー科	196	0.1	46.4	120	63.3
リウマチ科	429	0.2	42.7	353	21.5
小　　児　　科	13989	5.9	47.9	13781	1.5
精　　神　　科	10586	4.5	46.4	10093	4.9
神　　経　　科	495	0.2	46.0	601	-17.6
神　経　内　科	2923	1.2	40.1	2656	10.0
外　　　　科	24861	10.5	46.6	24919	0.0
整　形　外　科	17229	7.3	44.7	16423	4.9
形　成　外　科	1399	0.6	38.5	1307	7.0
美　容　外　科	167	0.1	43.5	156	7.1
脳神経外科	5871	2.5	41.3	5634	4.2
呼吸器外科	818	0.3	40.7	745	9.8
心臓血管外科	2243	0.9	40.2	2027	10.7
小　児　外　科	566	0.2	42.4	554	2.2
産　婦　人　科	10916	4.6	49.9	10847	0.6
産　　　　科	353	0.1	49.9	417	-15.3
婦　　人　　科	1188	0.5	59.4	1158	2.6
眼　　　　科	11408	4.8	46.3	10982	3.9
耳鼻いんこう科	8954	3.8	48.9	8834	1.4
気管食道科	18	0.0	53.5	17	5.9
皮　　膚　　科	7072	3.0	47.1	6796	4.1
ひ　尿　器　科	5452	2.3	42.3	5174	5.4
性　　病　　科	18	0.0	65.1	31	-41.9
こ　う　門　科	365	0.2	53.8	389	-6.2
リハビリテーション科	1125	0.5	46.1	904	24.4
放　射　線　科	4445	1.9	39.3	4192	6.0
麻　　酔　　科	5585	2.4	38.3	5046	10.7
全　　　　科	522	0.2	45.7	585	-10.8
そ　　の　　他	3898	1.6	43.2	3422	13.9
不　　　　詳	1326	0.6	55.4	1369	-4.1

厚生省：医師・歯科医師・薬剤師調査による（1998年12月31日）

都道府県別人口10万対医師数

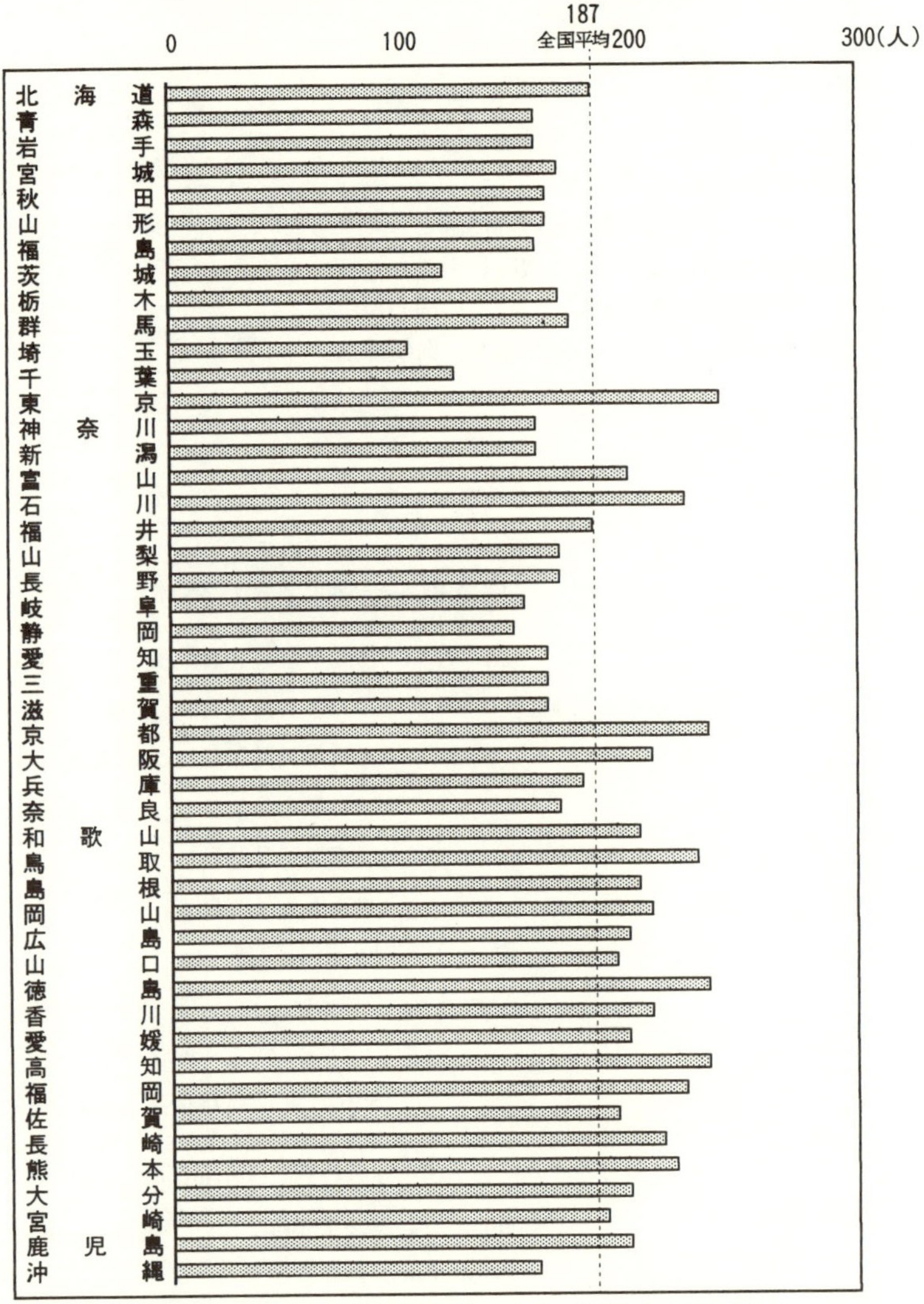

厚生省：医師・歯科医師・薬剤師調査による（1998年12月31日）
※医師数は医療施設の従事医師数

著者プロフィル：

早《はや》川《かわ》　豊《ゆたか》

昭和30年生。

昭和55年某国立医大卒。

研修医を終えた後某科の専門医として臨床の現場にたずさわり現在に至る。

医学教育と医療制度についての関心が深く著書多数。某科の専門医資格有。医学博士。

医学部を受験する前に読む本　©

発　行	1992年1月10日	1刷
	1992年10月10日	増補2刷
	1994年11月20日	2版1刷
	1996年3月20日	3版1刷
	1997年10月25日	4版1刷
	2000年7月20日	5版1刷
著　者	早川　豊	
発行者	株式会社	中外医学社
	代表取締役	青木三千雄
	〒162 東京都新宿区矢来町62	
	電話 (03) 3268-2701(代)	
	振替口座 00190-1-98814 番	

印刷・製本/新富印刷(株)　〈KK・SH〉

Printed in Japan